성실함을
버리면
병
안 걸린다

"MAJIME" WO YAMEREBA BYOUKI NI NARANAI
Copyright © 2008 by Toru ABO
First published in 2008 in Japan by PHP Institute, Inc.
Korean translation rights arranged with PHP Institute, Inc.
through Japan Foreign-Rights Centre/ Shinwon Agency Co.

이 책의 한국어판 저작권은 신원에이전시를 통한
PHP Institute, Inc.와의 독점 계약으로 도서출판 이아소에 있습니다.
저작권법에 의해 한국 내에서 보호를 받는 저작물이므로 무단전재와 무단복제를 금합니다.

면역력을
높여주는
생활습관

성실함을
버리면
병
안 걸린다

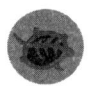

면역학자 아보 도루 지음
이근아 옮김

성실함을 버리면 병 안 걸린다

초판 1쇄 발행_ 2010년 12월 10일
초판 2쇄 발행_ 2010년 12월 20일

지은이_ 아보 도루
옮긴이_ 이근아
펴낸이_ 명혜정
펴낸곳_ 도서출판 이아소

종이_ 세종페이퍼
필름출력_ 소다미디어
인쇄_ 대원인쇄
제본_ 바다제책
코팅_ 서울코팅

등록번호_ 제311-2004-00014호
등록일자_ 2004년 4월 22일
주소_ 120-850 서울시 마포구 성산2동 591-4번지 대명비첸시티 1503호
전화_ (02)337-0446 팩스_(02)337-0402

책값은 뒤표지에 있습니다.
ISBN 978-89-92131-38-4 13510

도서출판 이아소는 독자 여러분의 의견을 소중하게 생각합니다.
E-mail: iasobook@gmail.com

| 여는 글 |

고지식할 정도로
'착한' 삶의 방식이 문제다!

현대사회에는 이해할 수 없는 현상이 두 가지 있습니다. 우선, 생활이 풍요롭고 편리해졌는데도 여전히 병에 걸리는 사람이 많고 수명은 길어도 병석에 누워 생을 마감하는 사람 역시 많다는 것입니다. 두 번째는 뛰어난 의료진과 첨단 시설을 갖춘 병원이 이토록 많은데도 병을 쉽게 고칠 수 없는 것입니다. 병원에 가도 효과를 보지 못하는 경우가 많다는 말이지요.

이런 일이 일어나는 이유는 크게 두 가지입니다. 가장 큰 문제는 시대와 함께 병의 원인과 종류가 변한다는 사실을 의사도 환자도 깨닫지 못하고 있다는 점입니다. 50년 전에는 추위나 기아, 육체적 중노동 같은 가혹한 생활환경에서 비롯된 병이 많았습니다. 지금은 이런 원인으로 병에 걸리는 사람은 거의 없습니다.

현대인이 병에 걸리는 원인은 과거와 크게 달라졌습니다. 장시간 노동을 하거나 컴퓨터를 사용하는 데서 오는 안정 피로(눈의 피로로 두통, 시력 장애 등이 일어나는 것), 냉방이나 차가운 음료수 과다 섭취로 인한 냉증, 불규칙한 생활이나 인간관계에서 오는 정신적 스트레스 등은 예전에는 볼 수 없었던 것들입니다. 이를 뭉뚱그려 표현하면 작은 일에도 끙끙대고 고민하거나 지나친 성실함으로 인한 일상적 부담이 오랫동안 누적된 것이라고 할 수 있습니다. 또한 아이들은 단것을 너무 많이 먹거나 과보호를 받으며 자란 탓에 스트레스에 견디는 힘이 약해지기도 합니다.

병의 원인과 과정을 알면 여기에 맞게 생활방식이나 습관을 바꿔서 병을 고칠 수 있습니다. 현대인은 일을 너무 많이 하고 지나치게 성실합니다. 바로 이러한 '성실함'이 병을 부르고 있습니다. 고지식할 정도로 '착한' 삶의 방식이 문제라고 해도 과언이 아닙니다.

우리가 병에 걸리는 원인이 잘못된 생활방식 때문이라는 것을 알았다면 그것을 바꿈으로써 병을 예방할 수 있습니다. 건강과 병의 경계를 결정하는 인자는 자신의 생활방식이라는 것을 이 책을 통해 깨닫게 되길 바랍니다.

두 번째 문제는 의학이 분석적인 연구를 지나치게 중시한 탓에 몸 전체를 보는 시각이 결여되었다는 점입니다. 현재 의학 연구는 아주 활발히 이루어지고 있고, 연구 논문도 끊임없이 쏟아져 나오고 있습니다. 그럼에도 병의 본질을 해명하지는 못하고 있습니다.

우리 몸은 단순히 세포의 집합체가 아니며 유전자로 모든 것을 해결할 수 있는 것도 아닙니다.

　병의 본질이 생활방식과 밀접한 관계가 있다는 것을 이해하려면 유전자나 분자의 이상(異常)보다는 몸 전체를 관장하는 조절계나 방어계, 순환계 등이 서로 어떻게 영향을 미치는지를 알아야 합니다. 조절계의 기본은 자율신경이며, 방어계는 백혈구 시스템을 가리키고, 순환계는 체온과 대사 수준을 결정합니다. 여기에서 병의 원인이나 진행 과정이 밝혀집니다.

　이제 의학이나 의료도 새로운 시대를 맞이하고 있습니다. 지금의 의학은 약으로 병을 치료하는 것이 일반적이지만, 원래 약은 고통스러운 증상을 덜어주기 위한 대증요법(겉으로 드러난 병의 증상에 대응하여 처치하는 치료법)에 지나지 않습니다. 이러한 치료에 장시간 의존하는 것은 바람직하지 않다는 사실을 의사나 일반인 모두 인식해야 할 것입니다.

　이 책을 통해 병이 어떻게 발생하고 진행하며, 그때 우리 몸은 어떤 반응을 하는지 이해함으로써 병의 본질을 파악하고 병 안 걸리는 생활습관을 갖게 되기를 바랍니다.

아보 도루

차례

여는 글 고지식할 정도로 '착한' 삶의 방식이 문제다! • 5

제1장 내 몸을 망치는 과로와 스트레스

I. 현대인은 일을 너무 많이 한다
가장 큰 원인은 과로 • 15
컴퓨터는 면역력을 떨어뜨린다 • 19
야근을 시키는 회사가 이상하다! • 22
젊은 사람들에게 많이 일어나는 갑작스러운 두통 • 24
산소를 지나치게 마시면 노화가 빨라진다 • 27

II. 스트레스가 몸을 망친다
스트레스가 불러오는 과식과 과음의 악순환 • 30
술의 긴장해소 효과는 한두 시간 • 33
무리를 해도 괜찮은 것은 40대 초반까지 • 36
살이 좀 쪄야 스트레스를 견딜 수 있다 • 39
40대가 되면 일하는 방식을 바꿔라 • 41
50대가 되면 삶의 방식을 바꿔라 • 43
병은 시대와 함께 변한다 • 47
'건강을 지켜주는 직장환경'은 스스로 만든다 • 50

제2장 열쇠는 면역력에 있다
진화한 인간의 면역기능 • 55
대식세포로 시작해서 대식세포로 끝난다 • 60

발암의 주요 원인은 과립구의 과다 증식 • 62
림프구의 종류와 역할 • 66
면역 시스템의 흐름 • 71
생물이 자기 보존할 수 있는 것은 대식세포 덕분 • 75
30세 이후는 오래된 면역 시스템이 건강의 열쇠 • 79
대식세포는 최고의 면역력 • 83

제3장 '병은 마음에서 비롯된다'는 개념에는 의학적 근거가 있다

I. 몸과 마음을 연결하는 면역력
자율신경은 세포의 지휘자 • 89
몸과 마음은 자율신경과 밀접하게 연결되어 있다 • 93
나이가 들면 쉽게 병에 걸린다 • 98
활성산소를 흡착하는 건강보조 식품의 문제점 • 100

II. 병에 잘 걸리는 사람, 잘 안 걸리는 사람
스트레스가 병을 일으키는 과학적 근거 • 104
감정을 억누르는 사람은 병에 잘 걸린다 • 106
숙면이 몸에 좋은 이유 • 110
호르몬의 분비와 하루 변화 • 114
울보가 건강하다? • 117
둔감한 사람은 오히려 오래 못산다? • 119
심각한 우울증에 걸리기 쉬운 성격 • 121
웃어라, 병이 멀어진다 • 125

제4장 몸의 소리를 듣는 힘

감성을 잃어버리면 병에 걸린다 • 131
피부 트러블이나 변비는 몸의 비명 • 134
약으로 감기를 억누르는 것은 주객전도 • 136
무기력한 20대는 백혈구 수가 적다 • 139
백혈구 수는 희로애락을 반영한다 • 144
생각을 바꾸면 백혈구가 늘어난다 • 147
잘난 척하는 사람은 병에 잘 걸린다 • 151
몸을 움직여야 하는 이유 • 153
병은 생활방식이 잘못되어 있음을 알려주는 신호다 • 156

제5장 의사나 약에 의존하지 않는 생활

고령자가 먹어도 괜찮은 약은 없다 • 161
약은 전혀 먹지 않는다는 각오가 필요하다 • 163
처방받는 약이 점점 더 늘어나는 이유 • 166
만성병은 병원에서는 절대 고칠 수 없다 • 168
감기약이나 진통제도 조심한다 • 170
약에 대한 의식을 바꾼다 • 173
지금의 암 치료는 오히려 죽음을 앞당긴다 • 175
암에 걸렸다면 어떻게 할 것인가 • 181
건강 검진은 받지 않는다 • 185
병에 걸리면 대식세포의 비율이 커진다 • 189

제6장 '생명력'을 만들어주는 생활습관

너무 편하면 치매가 찾아온다 • 193

백 살까지 건강하게 사는 것을 목표로! • 196

아마존 원주민의 치유 방식 • 198

병이 나면 영양 섭취는 STOP! • 201

생의 마지막은 '생명력'에 맡긴다 • 205

나이조차 마음에 두지 않는 자연스러운 삶 • 208

현대인이 잃어버린 감성의 중요함 • 210

너무 많아도 너무 적어도 좋지 않다 • 213

햇빛을 적게 받으면 마음의 병이 생긴다 • 216

70세까지는 일하는 편이 건강에 좋다 • 220

건강하게 죽는 법 • 224

오래 사는 것만이 좋은 것은 아니다 • 227

제7장 병에 안 걸리는 운동과 식사

시작은 걷기부터 • 233

배근육과 등근육을 단련하는 간단 체조 • 235

림프액의 흐름을 항상 원활하게! • 238

근육은 쓰지 않으면 약해진다 • 242

자신에게 맞는 음식은 스스로 찾는다 • 245

아침은 안 먹어도 상관없다 • 247

부록 면역력을 높이기 위한 13가지 생활습관 • 250

제 **1** 장

내 몸을
망치는
과로와
스트레스

I 현대인은 일을 너무 많이 한다
가장 큰 원인은 과로

얼마 전 건설회사 직원들이 내 강연을 들으러 왔다. 그들은 매일 밤 9시까지 회사에서 일을 하고 있었다. 집이 시외에 있어 출퇴근하는 데 걸리는 시간만 해도 4시간이나 된다고 했다. 아침 6시에 일어나 7시에 집을 나서고, 귀가는 11시, 잠자리에 들면 새벽 1시가 넘는다고 한다. 평일 수면시간은 평균 5시간으로, 만성 수면 부족 상태였다. 부족한 수면은 출퇴근 전철 안에서 어느 정도 보충하고 있다고 한다.

그들은 한창 일할 나이인 30대에서 40대 전반으로, 초등학생 자녀를 둔 경우가 많았다. 그러나 아침 일찍 출근하고 늦게 귀가하기 때문에 아이들과 놀거나 이야기할 시간이 거의 없었다.

물론 모든 직장인들이 그런 것은 아니겠지만, 오늘날 30~40대

직장인들이 살아가는 모습이 아닐까 한다.

미국은 정신없이 빠르게 돌아가는 비즈니스 사회처럼 보이지만 실제로 격무에 시달리는 경우는 소수의 상급 관리직 정도다. 보통은 아침 8시에 출근해 오후 5시에 퇴근한다. 연장 근무를 하는 일은 거의 없다. 몇 년 전에 잠시 스리랑카에 머물렀던 적이 있는데, 그곳은 아침 8시부터 오후 4시까지 근무하는 것이 일반적이었다.

OECD(경제협력개발기구)가 발표한 2005년도 통계에 따르면, 연간 근무시간은 미국이 1,804시간, 일본이 1,775시간(한국은 2005년 기준 2,354시간, 2008년은 2,256시간—옮긴이)으로 미국이 좀 더 많았다. 하지만 이것은 통계를 내는 방식이 나라마다 다르기 때문이다. 미국에서는 유급휴가나 휴일 등 임금을 지불하는 시간까지 모두 포함하기 때문에 실제 노동시간은 일본이 더 많을 것이다.

더욱이 우리는 서비스 잔업 등 겉으로 드러나지 않는 노동시간이 상당히 많아 장시간 노동으로 이어지는 경우가 많다. 또한 최근 들어 출퇴근 시간을 자유롭게 선택할 수 있는 플렉스 타임제를 도입하는 회사가 늘어나고 있는데, 여기에는 의외의 단점이 숨어 있다. 예를 들어 출근시간을 탄력적으로 적용해 9시보다 늦출 경우 그만큼 퇴근도 늦어질 것이고, 거기다가 근무시간이 8시간을 넘기게 되면 밤늦게까지 일을 할 수밖에 없다.

뿐만 아니라 주변 사람을 신경 쓰는 사회적 특성 때문에, 다른 직원들이 남아서 야근을 하면 혼자 퇴근하기가 눈치 보여 괜히 덩달아 야근하게 되는 경우가 많다. 퇴근이 늦어지면 취침 시간도 늦어지고, 다음 날 아침에 일어나기도 힘들어진다. 이런 생활이 계속되면 피로에 지친 우리 몸은 어느 순간 더 견디지 못하고 비명을 지른다. 이 소리를 무시하면 언젠가는 병에 걸리고 만다.

우리는 다른 나라에 비해 일을 너무 많이 한다. **장시간 노동으로 인해 병에 걸리는 사람이 월등히 많은 것도 당연하다.** 미국에서는 과식이 가장 큰 문제가 되고 있고, 자연히 건강에 대한 관심이 다이어트

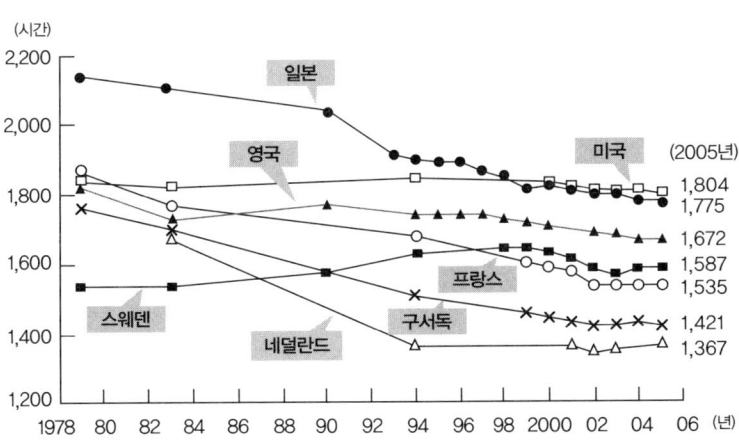

※ 데이터는 각국 노동시간의 시간적 변동을 연속적으로 파악하기 위해 작성되었기 때문에, 특정 시점의 국제 비교에는 적절하지 않다. 또한 여기에는 풀타임 근무자뿐 아니라 파트타임 근무자도 포함되어 있다.
(출처) OECD, Employment, Outlook 2006 외

와 운동으로 쏠리고 있다. 최근에는 미국의 영향으로 대사증후군이 화제가 되고 있는데, 우리가 먼저 개선해야 할 것은 비만이나 운동 부족이 아니라 과로다. 이 문제가 해결되지 않는 한 건강한 삶을 기대하기는 어렵다.

컴퓨터는
면역력을 떨어뜨린다

과로만큼이나 건강을 해치는 것이 또 있다. 컴퓨터를 장시간 사용하는 일이다. 최근에는 컴퓨터가 가정과 직장에서 거의 필수품이 되었다. 하루에 두세 시간은 기본이고, 하루 종일 컴퓨터 앞에 앉아 일하는 직종도 늘어났다. 장시간 일을 하는 것도 몸에 나쁜데 더구나 컴퓨터 앞이라니, 불붙은 기름에 물을 들이붓는 격이다.

전등이 휘황하게 밝은 사무실에 오래 있으면, 시신경에 자극(빛)을 계속 주게 되어 눈이 피로해진다. 거기다 하루 종일 컴퓨터 화면을 들여다보면 눈에 피로가 계속 쌓인다. 병이 생길 위험도 자연히 커질 수밖에 없다.

밤늦게까지 밝은 사무실에서, 그것도 컴퓨터 앞에서 오랜 시간 집중을 하게 되면 자율신경 중에서 교감신경의 긴장 상태가 오래 지속된다. 밝은 곳에서는 교감신경이 활성화되어 우리 몸이 긴장 상태가 되기 때문에 빛을 계속 받는 것만으로도 스트레스를 느낀다. 반면 어두운 곳에서는 부교감신경이 작용해 긴장이 풀리게 된다.

면역력을 가장 크게 떨어뜨리는 행동은 장시간 일어서 있거나(중력을 오랫동안 거스르는 것) 점멸하는 빛을 계속 보면서 눈을 피로하게 하는 것이다. 밤늦게까지 컴퓨터로 일을 하는 것은 이 두 가지 행동을 동시에 하는 것이다. 컴퓨터 화면을 보더라도 낮에 보는 것이 훨씬 낫다. 낮에는 창문을 통해 태양빛이 들어오므로 인공 빛에만 의지하는 밤보다는 낫기 때문이다.

앞에 언급한 자율신경은 내 면역 이론의 포인트이므로 여기서 조금 설명하고 넘어가기로 한다(자세한 설명은 3장 참조). 자율신경이란 스스로 의식해서 조절하는 것이 아니라 자동적으로 움직이는 신경을 말한다. 자율신경에는 교감신경과 부교감신경이 있는데, 이 두 신경계는 상호작용을 통해 균형을 유지하고 있다. 흥분 상태일 때는 교감신경이 작용하고 안정 상태일 때는 부교감신경이 작용한다. 낮에 활동할 때는 교감신경이 우위가 되며, 식사 후나 휴식을 할 때, 밤에 잠잘 때는 부교감신경이 우위가 된다.

건강한 사람은 자율신경이 어느 한쪽으로 치우치는 일 없이 균형을 유지하고 있다. 하지만 장시간 일하고 밤늦게 자는 생활을 하다 보면 아무래도 교감신경의 우위 상태가 오래 지속될 수밖에 없다. 우리 몸은 낮에 활동하도록 되어 있다. 따라서 활동을 쉬는 밤에는 낮의 교감신경 우위 상태에서 부교감신경 우위 상태로 바뀐다. 그러나 밤에도 쉬지 않고 일을 하면 교감신경 우위 상태가 계속되므로, 당연히 건강을 해치게 된다. **아침형 생활이 건강에 좋은 것은 바로 이 때문**이다.

지금은 일을 하거나 공부를 하는 데 컴퓨터가 필수품이다. 피할 수 없는 상황이라면 밤보다는 낮 시간을 선택하도록 하자. 그래야 눈에 부담도 적고 몸도 덜 피로하다. 물론 장시간 쉬지도 않고 화면을 바라보는 것은 피해야 한다. **최소한 한두 시간마다 한 번씩 휴식시간을 가지고 눈을 쉬게 하는 것이 중요**하다. 그리고 해가 진 뒤에는 가능한 한 컴퓨터 앞에서 일하지 않는다.

퇴근 후 스트레스를 푼다고 인터넷이나 컴퓨터 게임을 하면서 밤늦게까지 눈을 혹사하는 것은 참으로 어리석은 행동이라고 할 수밖에 없다.

야근을 시키는 회사가
이상하다!

회사에 고용된 입장이라면 어쩔 수 없이 야근이나 휴일 근무를 해야 하는 일이 생긴다. 그러나 이런 생활이 매일 계속된다면 몸을 망친다는 사실을 잊어선 안 된다.

다행히 요즘에는 야근이 오히려 역효과를 낳는다고 생각하는 사람들이 늘고 있다. 사실 가장 효율적인 업무 방식은 머리가 맑은 오전 중에 사무를 보고 오후에는 회의나 외근을 하는 것이다.

업무시간(보통 아침 9시부터 저녁 5시나 6시까지) 내에 일을 마무리 짓지 못할 경우에는 한 시간 정도 일찍 시작하면 대부분의 일을 끝낼 수 있을 것이다. 그래도 업무가 쌓여 있다면 회사의 시스템에 문제가 있다고 봐야 한다.

고용하는 쪽도 고용된 쪽도 효율적으로 일을 처리하는 것을 최우선으로 생각해야 한다. '회사에 늦게까지 있는 사람이 열심히 일하는 직원'이라는 시각은 '회사에 무조건 충성하는 인간'을 높이 평가하는 가치관이 아직까지 뿌리 깊게 박혀 있기 때문이다.

장시간 노동의 폐해는 고용된 쪽에서 먼저 개선하기는 어려운 법이다. 다들 남아서 일하고 있는데 마음 편히 정시에 퇴근할 수 있는 사람은 그리 많지 않다. 따라서 이러한 분위기를 바꾸기 위해서는 무엇보다도 회사의 의식 전환이 필요하다. 직원의 건강을 배려하고 효율적으로 일하도록 독려할 때 회사도 더욱 성장할 것이다.

회사가 직원의 건강을 배려해주지 않는다면 자기 몸은 자기가 지킬 수밖에 없다. 개인의 건강은 배려하지 않고 야근이나 장시간 노동을 권하는 직장이라면 그만두는 것이 가장 좋은 방법이겠지만, 현실은 그렇게 간단하지 않다. 피할 수 없는 경우에는 **밤에는 되도록 일찍 잠자리에 들어 수면시간을 확보하고, 휴일에는 충분히 쉬어주는 등 개인적인 노력을 통해 자기 몸을 지킬 수밖에 없다.**

성실하게 일하는 것도 좋지만 몸을 해칠 정도로 과로해서는 안 된다. 지나친 성실함을 버리고 건강한 생활부터 되찾도록 하자.

젊은 사람들에게 많이 일어나는 갑작스러운 두통

젊을 때는 어느 정도 무리를 해도 몸에 별 이상을 느끼지 못한다. 하지만 장시간 노동을 계속하다 보면 자신도 모르는 사이에 몸이 상하게 된다.

실제로 비슷한 사례가 종종 일어난다. 20대 초반의 청년이 입사한 뒤로 매일 야근을 하게 되었다. 귀가 시간이 밤 12시를 넘는 생활이 6개월이나 지속되자, 어느 날 격렬한 두통이 찾아오더니 눈을 찌르는 듯한 통증에 시달리기 시작했다.

병원에 갔더니 '군발두통'이라며 진통제를 처방해주었다. 그리고 도저히 못 견딜 정도로 두통이 심할 때는 산소를 흡입하도록 산소 흡입 장치를 마련해주었다.

군발두통은 한 번 일어나면 한 달에 여러 차례 또는 하루에 몇 차례씩 며칠 동안 연속적으로 일어나는데, 대부분 눈 뒤쪽의 통증을 동반하며 눈물이나 콧물이 나오기도 한다. 주로 20~30대 남성에게 많이 나타난다.

군발두통이 일어나는 메커니즘은 다음과 같다.

과로나 스트레스 등으로 피로를 느끼면 탄산가스가 몸에 쌓인다. 이 때문에 혈관의 산소 분압(혈액 중 단위 부피당 산소의 양)이 떨어져 탄산가스 분압(혈액 중 단위 부피당 탄산가스의 양)이 올라간다. 그러면 우리 몸은 이 상태에서 벗어나려고 혈관을 넓혀 산소를 몸속에 많이 들여보내려고 한다. 이때 통증이 발생하는 것이다.

즉 스트레스를 한창 받을 때는 두통이 일어나지 않는다. 긴장이 풀리고 스트레스에서 벗어날 때 프로스타글란딘이나 히스타민 같은 화학 전달물질이 분비돼 혈관을 확장하고 혈류를 회복하는데, 이 과정에서 격렬한 두통이 일어난다. 눈을 찌르는 듯한 통증을 느끼는 것은 뇌혈관 중에서도 특히 눈 뒤쪽에 있는 내경동맥(뇌에 혈액을 전달하는 동맥)이 확장되어 부풀어 오르기 때문이다.

군발두통에 산소 흡입이 효과적인 것은 통증의 가장 큰 원인이 산소 부족이기 때문이다. 그래서 몸에 산소를 보충하면 산소 분압이 올라가고 탄산가스 분압이 떨어져 혈류를 빨리 복구할 수 있다. 군발두통은 통증이 격렬해 한두 시간 계속되면 견디기가 매우 힘들다. 따라서 산소를 흡입해서 통증을 빨리 없애는 것이 좋다.

두통은 산소를 들여보내려고 혈관이 넓어지면서 일어나는 증상이므로, 혈관 수축작용을 하는 항히스타민제를 먹어도 두통이 진정된다. 즉 산소 흡입을 하거나 혈관 수축작용을 하는 항히스타민제를 먹으면 일시적으로 통증이 누그러지거나 사라진다.

그러나 이러한 방법은 어디까지나 응급 처치일 뿐이다. **두통의 근본 원인은 스트레스나 과로이므로, 생활습관을 개선하지 않으면 응급 처치로 당장의 고통은 모면하더라도 발작은 머지않아 다시 일어난다.**

아무리 젊다고 해도 생활을 바꾸지 않은 채 습관적으로 약을 먹고 통증이 심할 때마다 산소를 흡입하다 보면, 두통은 점점 악화돼 군발두통이 더 자주 일어난다. 이렇게 뇌혈관에 계속 부담을 주다가 상태가 더 나빠지면 거미막하출혈(지주막하출혈, 뇌 표면의 거미막과 연막 사이의 출혈) 같은 증상이 일어나게 된다.

이러한 증상은 우리 몸이 내지르는 비명이라고 봐야 한다. 이런 생활을 계속하다가는 큰 병에 걸리고 말 거라는 경고인 것이다. 건강을 지키려면 이 소리에 진지하게 귀를 기울여야 한다.

젊으니까 괜찮을 거라고, 일이 바쁘니까 어쩔 수 없다고 몸의 신호를 무시하다가는 언젠가 큰 병에 걸려 생명을 잃을 수도 있다. 일보다 몸이 더 소중하다고 여길 때 병도 고칠 수 있다.

산소를 지나치게 마시면
노화가 빨라진다

혈액 속의 산소에 대해 좀 더 자세히 알아보자.

몸이 피로할 때 혈액을 채취해보면(동맥은 몸 속 깊은 곳에 있으므로 보통은 표면 가까이 있는 정맥의 혈액을 채취한다) 색깔이 거무튀튀하다. 혈액 속에 산소가 적게 분포하기 때문이다. 즉 몸이 피곤하면 혈액의 산소 분압이 떨어지고 탄산가스 분압이 올라가므로 혈액의 색깔도 검붉어진다.

여기에 산소가 들어가면 혈액은 다시 선명하고 깨끗한 붉은색을 띤다. 군발두통이 있을 때는 산소를 흡입하므로 효과가 더 극적으로 나타난다. 이 현상은 동맥이든 정맥이든 똑같이 일어난다.

한때 웰빙 바람이 불면서 손쉽게 산소를 마실 수 있는 '산소바(oxygen bar)'나 '산소카페(oxygen cafe)'가 유행했다. 정확히 말하면 산소가 아닌 고압 공기겠지만, 어쨌든 일시적으로 산소를 마시면 즉시 산소 분압이 올라가므로 피로가 풀리는 효과를 느끼게 된다.

그렇다면 산소는 무조건 많이 마시는 것이 좋을까? 꼭 그렇다고 할 수는 없다. **산소를 너무 많이 마시면 노화가 빨리 진행될 수 있다. 노화를 촉진시키는 활성산소도 많아지기 때문이다.** 호흡 수가 잦은 것도 산소를 많이 마시는 셈이므로 마찬가지다.

반대로 산소가 적은 상태에서는 어떻게 될까? 고산지대처럼 공기가 희박한 곳에 가면 우리 몸은 활동성이 떨어진다. 이것은 몸에 부담을 덜 주는 방향으로 우리 몸이 알아서 조절하기 때문이다. 따라서 이런 곳에 가면 잠이 자꾸 온다.

일본의 나가노 현은 장수 지역으로 유명한데, 그 이유 중 하나가 공기의 양이 적기 때문이라고 추정한다. 즉 활동성을 억제하여 몸에 가해지는 부담을 줄인 것이 장수의 비결이라는 것이다.

군발두통으로 몸이 비명을 지르고 있는데도 산소 흡입 같은 치료로 억누르면서 계속 무리를 하면, 더 심각한 병에 걸릴 뿐만 아니라 산소를 필요 이상 마시게 되어 노화가 빨리 진행될 수 있다. 따라서 피로를 풀기 위해 산소를 마시는 것은 일시적인 효과는 있어도 길게 보면 오히려 몸에 좋지 않다.

굳이 비싼 돈을 들이지 않고도 자연스럽게 산소를 마실 수 있는 간단한 방법이 있다. 목욕으로 몸을 따뜻하게 해주는 것이다. 산소를 흡입하는 것만큼 급격하지는 않지만 피부를 통해 산소가 흡수되면서 혈액 속의 산소 분압이 서서히 올라간다. 목욕을 하면 피로가 풀리는 것은 이 때문이다. 물론 이 정도의 산소 흡수는 노화를 촉진하지 않는다.

건강을 해치지 않는 적당한 피로란 목욕을 하고 푹 자면 풀리는 정도를 말한다. **목욕하고 잠을 푹 자도 다음 날까지 피로가 풀리지 않는다면, 과로를 하고 있다는 신호로 받아들여야 한다.**

II 스트레스가 몸을 망친다
스트레스가 불러오는 과식과 과음의 악순환

 과로는 몸을 피로하게 할 뿐 아니라 정신적으로도 스트레스를 준다. 그리고 **스트레스를 많이 받는 사람일수록 병에 쉽게 걸린다.** 우리는 스트레스를 받으면 그것을 어떻게든 해소하려고 한다. 그런데 문제는 먹고 마시는 것으로 스트레스를 풀려고 하는 것이다.

 스트레스를 받으면 교감신경이 긴장한다. 한편 음식을 소화하는 활동은 부교감신경의 영역이다. 따라서 음식을 먹으면 교감신경 우위 상태에서 부교감신경 우위 상태로 전환된다. 우리가 음식을 먹거나 술을 마실 때 뭔가 풀리는 것 같다고 느끼는 것은 부교감신경이 작용한 결과다. 그래서 스트레스를 심하게 받으면 무의식중에 자율신경계의 균형을 유지하려고 먹거나 마시게 된다.

 열심히 일하고 능력 있는 상사가 때때로 부하직원을 이끌고 호

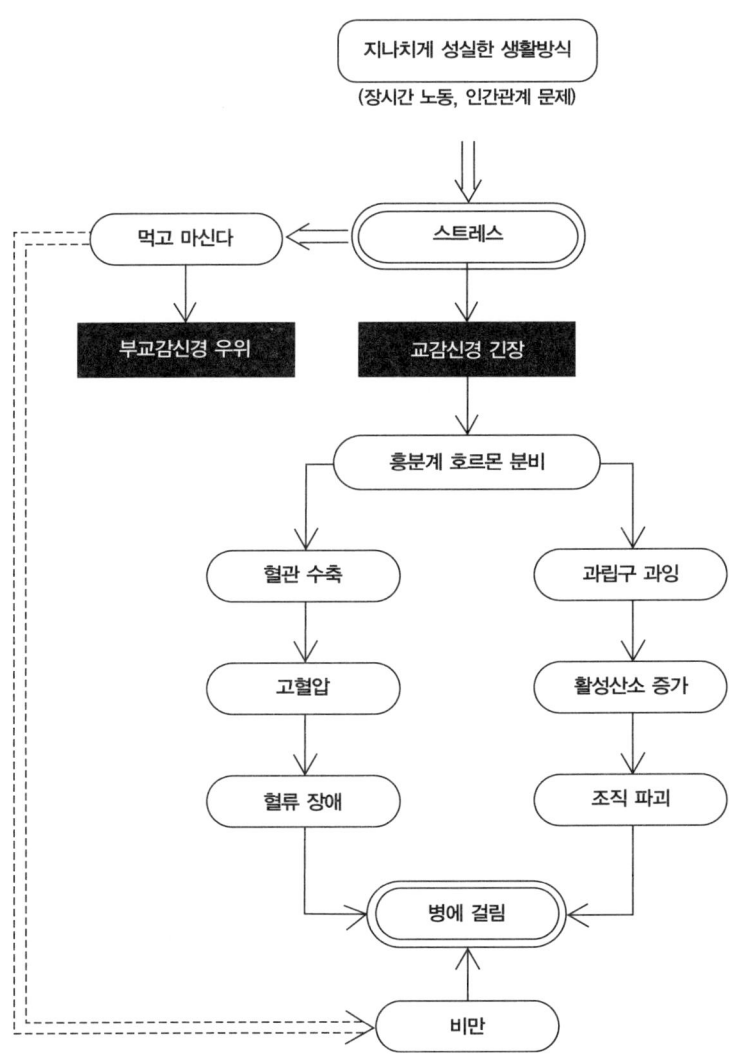

쾌하게 먹고 마시는 것도 스트레스를 해소하려는 욕구를 느끼기 때문이다. 퇴근길에 혼자 술집에 들러 한잔하고 돌아가는 것도 평소 정신적 압박을 받고 있기 때문에 스트레스를 풀기 위해서다. 즉 무의식중에 교감신경의 긴장을 해소하려고 하는 것이다.

적당하게 먹고 마시는 것으로 스트레스가 해소된다면 건강이 나빠질 일은 없다. 그러나 스트레스가 심해지면 '적당하게'라는 균형이 무너진다. 스트레스를 많이 받는 사람일수록 먹고 마시는 것으로 스트레스를 풀게 되므로 과식과 과음으로 치닫기 쉽다.

먹고 마시는 동안에는 부교감신경이 작용하지만, 과식으로 비만이 되면 조금만 걸어도 숨이 차서 이것이 또 하나의 스트레스가 되므로 교감신경이 긴장한다. **자신의 몸 자체가 스트레스가 되는 것이다.**

과식증도 걱정이나 불안 같은 스트레스를 먹는 것으로 해소하려는 것이다. 하지만 아무리 먹어도 걱정이나 불안의 근본 원인은 해소되지 않는다. 이 때문에 더욱 먹는 데 집착하는 악순환에 빠진다.

술의 긴장 해소 효과는
한두 시간

술자리에서 한두 잔이 들어가면 마음이 풀리면서 왠지 그날의 피로도 가시는 것 같다. 이 때문에 술이 긴장을 풀어준다고 생각하기 쉽지만, 원래 술은 교감신경을 자극해서 교감신경을 우위로 만든다.

물론 얼마 동안은 부교감신경을 자극해 긴장을 풀어준다. 하지만 이 상태는 한두 시간만 지속될 뿐이다. 술이 들어오면 우리 몸은 이물질을 배설하려는 반사작용을 일으키기 때문에, 처음에는 혈관이 확장되고 얼굴이 붉어지며 일시적으로 긴장이 풀리고 기분이 좋아진다. 소변도 자주 보게 된다. 따라서 술을 마시면 일순 기분이 가벼워지면서 스트레스가 날아간다고 생각하게 되는 것이다.

스트레스를 많이 받는 사람일수록 술을 찾게 되는 이유다. 예를 들어 고도의 섬세함과 집중력이 필요한 작가나 예술가의 경우, 시간에 쫓겨 무리하게 일을 하다 보면 피로로 눈이 침침해지고 손도 떨리게 된다. 이럴 때 술을 조금 마시면 일시적으로 부교감신경이 자극되어 긴장이 풀린다. 그러면 손 떨림이 멈추고 피로가 풀린 듯한 기분이 든다.

그러나 **술이 부교감신경에 작용하는 것은 처음 한두 시간 정도**다. 그 이상 마시면 흥분하거나 얼굴이 창백해지고 맥박이 빨라져 교감신경이 긴장한다. 이 상태가 오래 가면 다음 날까지 술이 깨지 않고 탈수 증상으로 소변이 잘 안 나오거나 맥박이 빨라진다.

이런 일이 어쩌다가 한 번 일어난다면 별문제가 아니겠지만, 항상 극심한 스트레스에 시달리며 이것을 풀기 위해 끊임없이 술을 마시다 보면 알코올 의존증에 빠지게 된다. 일시적으로 몸과 마음을 달래주는 효과가 의존증으로 연결되는 것이다.

한 달에 한두 차례라면 모르겠지만, 술에 의존하는 횟수가 잦아지면 곤란하다. 일주일에 두세 번이던 것이 어느 순간 매일 반복되면 음주로 인해 교감신경이 계속 긴장 상태가 되어 결국 건강을 해치게 된다.

사람마다 주량이 다르지만 일반적으로 맥주 한두 병, 소주 두세 잔 정도까지는 부교감신경을 자극해서 면역력을 높이는 작용을 한다. "술이 백 가지 약보다 낫다"고 말하는 것은 이 때문이다. 하지만 숙취가 남을 때까지 마시면 당연히 몸에 해롭다.

음식을 먹거나 술을 마시는 것은 일시적으로 스트레스를 해소하는 데 확실히 효과가 있다. 그러나 그것으로 풀 수 없는 과도한 스트레스는 과식과 과음을 불러와 교감신경을 한층 더 긴장시킨다.

스트레스를 느끼는 것만으로도 교감신경은 긴장 상태가 된다. 이때 백혈구의 과립구는 많아지고 림프구는 줄어든다. 그 결과 면역력이 떨어지는데(교감신경·부교감신경과 면역력의 근원인 백혈구의 관계는 다음 장에서 설명한다) 질병의 70~80퍼센트는 이로 인해 일어난다. 따라서 과식과 과음 자체를 문제로 삼기 전에 그 원인인 스트레스를 해소하는 것이 중요하다.

무리를 해도 괜찮은 것은
40대 초반까지

30~40대는 한창 일할 나이이다. 열심히 일한 만큼 결과도 좋아 보람도 크게 느낀다. 그러나 항상 무리해서 일을 하다 보면 스트레스가 쌓이게 마련인데, 이들은 아직 체력에 자신이 있기 때문에 일단은 먹고 마시는 것으로 스트레스를 해소하게 된다.

나 역시 젊은 시절에는 연구에 정신이 팔려 있었다. 35세에서 40세까지는 미국에서 유학생활을 했는데, 그때는 현재의 면역 이론을 확립하기 전이었고, 그래서 나만의 독자적인 연구 성과를 내보려고 아주 열심이었다. 머릿속에는 온통 연구에 관한 생각뿐이었고, 운동이나 다른 활동은 전혀 하지 않았다.

그러던 어느 날 당시 초등학교 1학년이었던 아이가 달리기를 하자고 졸라댔다. 할 수 없이 아이와 함께 달리기를 했는데, 20미터도 채 못 가서 주저앉고 말았다. 아이가 일어나라고 잡아끄는데도 일어서는 것조차 힘들었다. 그 정도로 하반신이 약해져 있었던 것이다.

그 당시에는 조교가 없어서 실험도 전부 혼자 힘으로 해냈고 결과가 나오는 족족 엄청난 기세로 논문으로 정리해 발표했다. 그러자니 아침 일찍부터 저녁 늦게까지 연구실에 처박혀 살아야 했다. 먹고 마시는 것이 유일한 낙이었다. 연구 생활에서 오는 스트레스를 먹고 마시는 것으로 해소했던 것이다.

그때 나는 체중이 74킬로그램이었고, 허리 둘레는 88센티미터나 되었다. 신장이 167센티미터였으니 솔직히 심한 편이었다. 지금은 체중이 61킬로그램, 허리는 80센티미터다. 배와 허리 주변에 13킬로그램이나 되는 지방 덩어리를 붙이고 다녔으니 무릎과 허리에 부담이 갈 수밖에 없다. 요통으로 고생한 것도 이 때문이었다.

그 후 미국에서 돌아와 센다이에서 7년간 살았는데, 여기서도 변함없이 연구에만 몰두했고 매일 먹고 마시는 것으로 스트레스를 풀었다. 게다가 담배까지 피워댔으니 계단을 조금만 올라가도 숨이 차올랐다.

하지만 나는 다들 그렇게 사는 것이라고 생각했다. 40대 초에는 정기검진에서 위암이 의심된다는 진단을 받은 적도 있다. 다행히 미란성 위염(점막에 염증이 생겨 붓는 증상)으로 밝혀져 놀란 가슴을 쓸어내렸다. 소변 검사에서도 당과 단백질이 검출되곤 했다. 병원에서는 나에게 정밀검사를 받아보라고 했지만, 받지 않았다. 나쁜 소리를 들을까 봐 두려웠기 때문이다.

이렇듯 건강과는 담을 쌓고 살았던 내가 나쁜 생활습관을 완전히 바꾼 것은 50대에 면역 이론을 발표하고 나서였다.

몸이 아주 건강하다면 어느 정도 무리를 해도 30~40대 초반까지는 견딜 수 있다. 그러나 건강하지도 않은 사람이 계속 무리를 하면 젊더라도 병에 걸리게 된다. 내 경우는 운이 좋아 큰 병에 걸리지 않고 여기까지 올 수 있었지만, **건강한 사람이라도 매일같이 과도한 업무와 스트레스에 시달리면 30~40대에 어느 날 갑자기 암에 걸릴 수도 있다.**

살이 좀 쪄야
스트레스를 견딜 수 있다

30~40대가 되면 살이 찌기 쉬운데, 이것은 일이 바쁘고 거기에서 오는 스트레스를 풀기 위해 과식이나 과음을 자주 하기 때문이다. 사실 살이 찌면 그만큼 장점도 있다. 살집이 조금 있는 편이 혈색도 좋고 활력도 넘쳐 보인다. 음식 섭취를 통해 우리 몸에 축적된 지방은 나름대로 몸을 지키기 위한 쿠션 작용이라고 할 수 있다.

마른 사람과 살이 찐 사람은 스트레스를 이겨내는 힘이 전혀 다르다. 마른 사람이 계속 무리를 하면서 제대로 먹지도 않으면 병이 생겼을 때 극복하기 힘들다. 그러나 몸에 지방이 있으면 먹지 않아도 축적된 지방으로 견딜 수 있다.

따라서 복부 지방은 병에 걸려 제대로 먹지 못할 때를 대비한 '적금'이라고 할 수 있다. 한창 일할 나이인 30~40대는 뱃살이 활력의 근원이 되므로, 대사증후군에 지나치게 예민해질 필요는 없다. 우리 몸이 지방을 축적하려는 것은 자신을 지키기 위한 자연스러운 반응이기 때문이다.

  그러나 복부 지방이 너무 많으면 곤란하다. 그것을 유지하기 위해 심장이 무리를 하게 된다. 게다가 몸이 무거우니 움직일 때마다 무릎이나 허리에 부담을 줄 수밖에 없다. 적금이 불량채권이 되는 것이다. 불량채권이 점점 불어나면 당연히 문제가 발생한다. 몸에 고장이 나는 것이다.

40대가 되면
일하는 방식을 바꿔라

30대까지만 해도 면역력이 크게 떨어지지 않기 때문에 어느 정도 무리를 하고 스트레스를 받아도 심각한 병으로 발전하는 경우는 드물다. 그러나 40대가 되면 자신의 몸에 세심한 주의를 기울여야 한다.

40대가 된다고 해서 면역력의 기본인 백혈구 수가 줄어드는 것은 아니다. 무리를 하면 오히려 백혈구의 총수는 늘어나는데, 문제는 늘어나는 것이 전부 과립구라는 점이다.

40대가 되면 대부분 중간관리직이 된다. 자기 일만 바쁜 것이 아니라 부하직원을 지도하고 관리하는 일까지 해야 한다. 당연히 어깨가 무겁고 책임감을 느끼게 된다. 그만큼 스트레스를 받을 수밖에 없다. 업무를 덜고 싶어도 쉽지 않고, 현장의 총책임자로서 젊은 부하직원들 이상의 성과를 내야 하는 것이 현실이다. 당연히 몸과 마음이 고달프다.

　그러다 보면 과중한 업무와 어깨를 짓누르는 책임감에서 오는 스트레스를 해소하기 위해 매일 먹고 마시게 된다. 그러나 이런 생활이 오래 지속되면 하반신이 약해져 운동 기능이 떨어지고, 대사증후군에 걸릴 위험도 높아진다.

　또한 비만으로 심장이 부담을 받으면 협심증, 부정맥, 심근경색을 일으키고, 고혈압, 당뇨병, 통풍, 요로결석 같은 만성 성인병에 걸릴 수도 있다. 병에 쉽게 걸리는 조건이 갖추어지는 것이다. 게다가 바쁘다는 핑계로 운동도 하지 않으니, 체력이 급격히 떨어진다. 그런데도 더 많이, 더 열심히 일을 해야 한다.

　이렇듯 **40대는 몸을 망치기 쉬운 나이**다. 젊음이 영원히 계속될 줄 알고 무리하게 일을 계속하다가는 몸이 견디지 못한다. 책임이 늘어난 만큼 업무량을 조금 줄이도록 해보자. 그리고 부하직원보다 빨리 퇴근하고 주말에는 운동을 하며, 자기만의 스트레스 해소법을 개발해두어야 한다. 이렇게 하면 50대, 60대가 돼서도 건강을 유지할 수 있다.

50대가 되면
삶의 방식을 바꿔라

우리 몸의 면역력은 나이가 들면서 어느 시기에 갑자기 뚝 떨어진다. 예전에는 남성은 42세, 여성은 33세를 전후로 이런 시기를 맞는다고 보았다. 현대는 수명이 늘어난 만큼 이 시기가 10년 정도 늦게 찾아오는 것 같다. 그리고 같은 나이라도 현대인이 옛날 사람들보다 훨씬 젊게 보인다.

  지금은 예전에 비해 힘든 육체노동이나 가난과 기아가 줄어들고 영양 상태도 좋아졌다. 추위나 더위 같은 자연환경도 쉽게 조절할 수 있어 생활이 너무나 편리해졌다. 이러한 의미에서 보면 몸에 직접 영향을 미치는 스트레스는 줄어들었다고 할 수 있다. 그만큼 면역력도 높아진 셈이다. 이에 따라 장수하는 사람이 많아졌고, 면역력이 갑자기 떨어지는 나이도 높아져 남성은 50세 전후, 여성은 40

대 중반으로 보고 있다.

그러나 이것은 어디까지나 정상적인 생활을 하는 경우다. 몸과 마음을 계속 혹사하다 보면 40대 중반에도 암이 찾아올 수 있다. 인간관계나 과로, 수면 부족 등이 스트레스가 되어 몸을 상하게 하기 때문이다. 따라서 40대 중반을 넘어서면 무리는 절대 금물이다. 더 이상 건강을 과신해서는 안 된다.

면역력이라는 관점에서 살펴보면 **건강한 사람의 백혈구 수는 약 6,000개**(혈액 1마이크로리터 중에서) **전후**다. 활동하는 시간이 많은 사람은 교감신경의 긴장 상태가 계속되기 때문에 백혈구 수가 늘어난다. 예를 들어 밤 9시나 10시까지 일하고 새벽 1시가 넘어서야 잠자리에 드는 사람은 백혈구 수가 7,000~8,000개에 이른다. 이 경우는 림프구가 아니라 과립구가 늘어난 것이다.

백혈구에는 과립구, 림프구, 대식세포 세 종류가 있는데, 이에 대해서는 다음 장에서 자세히 설명하겠다. 여기서는 교감신경이 우위가 되면 과립구가, 부교감신경이 우위가 되면 림프구가 늘어나고, 대식세포는 과립구와 림프구의 원형(原形)으로 '원조 백혈구'라고도 부른다는 정도만 기억해두자. 건강한 사람의 경우 대식세포는 5퍼센트 정도, 과립구는 60퍼센트 전후, 림프구는 35퍼센트 전후로 균형을 이루고 있다.

항상 바쁘게 일하는 사람들은 대부분 먹거나 마시는 것으로 스트레스를 해소한다. 그래도 40대라면 아직 대식세포가 건강하기 때문에 독감을 일으키는 원인 바이러스(인플루엔자 바이러스)를 물리칠 힘이 있다. 흔히 말하는 '바빠서 감기에 걸릴 짬도 없다'는 상태다. 그러나 이런 생활을 계속하다 보면 어느새 위험 영역으로 접근하게 된다. 심장이나 혈관에 쉽게 부담을 주기 때문에 협심증이나 맥박이 불규칙하게 뛰는 부정맥이 생기기도 한다.

한편 같은 40대라도 비쩍 마른 사람이 먹는 것도 부실하다면 더욱 위험하다. 이들은 조금이라도 피로가 겹치면 금세 수척해진다. 암에 걸릴 위험도 더 높다. 살이 찐 사람은 피로가 겹쳐도 심장과 혈관이 완전히 망가질 때까지는 살 수 있지만, 여윈 사람은 젊어서 큰 병을 얻어 그대로 세상을 떠나는 경우가 많다.

이처럼 살이 찌는 것은 몸을 지키려는 반응이므로 무조건 나쁘다고만은 할 수 없다. 하지만 여기에도 한계가 있다. **스트레스를 먹고 마시는 것으로 달랠 수 있는 나이는 40대 중반까지다.** 그 후에도 술을 절제하지 않고 식생활에 신경 쓰지 않으면 심장이 받는 부담은 해마다 커질 것이다.

그러나 애당초 문제는 과로와 스트레스이므로, 무조건 절제하기만 해서는 근본적으로 문제를 해결할 수 없고 오히려 욕구불만만 쌓일 뿐이다. 따라서 늦어도 50세에는 자신의 생활방식을 점검하고 개선해야 한다.

나도 40대까지는 일주일에 두 번은 젊은 친구들을 이끌고 이집 저집으로 술을 마시러 돌아다녔다. 그 시절에는 그것이 활력소처럼 느껴졌다. 그러나 50대에 접어든 뒤로는 생활방식을 완전히 바꿔, 늦어도 저녁 6시에는 집으로 돌아간다. 만약 40대처럼 계속 생활했다면 50대를 건강하게 보낼 수 없었을 것이다.

병은
시대와 함께 변한다

현대인이 받는 스트레스는 예전에는 없던 것이다. 농경사회가 정착되기 전에는 먹을 것을 구하는 일 자체가 힘겨운 투쟁이었다. 사냥감을 잡으려면 독사에 물리거나 맹수에 쫓기는 등 여러 가지 위험이 도사리고 있었다. 다친 부위의 상처가 곪아 목숨을 잃는 일도 있었을 것이다. 살아가는 것 자체가 스트레스였다고도 할 수 있다.

그러나 지금은 문명의 발달로 안전하고 쾌적한 주거 환경을 누리게 되었고, 대지진이나 해일 같은 대규모 자연재해를 제외하면 자연이나 동물의 위협으로 생명을 잃는 일은 거의 없다. 대신 교통사고라는 새로운 위험이 나타났다. 시대가 변하면서 우리를 위협하는 대상도 바뀐 것이다.

병도 마찬가지다. 1950년까지 결핵은 사망 원인의 13.5퍼센트를 차지했지만, 그 후 점점 줄어들어 1980년에는 1퍼센트 이하로 떨어졌다. 1950년부터 1980년까지는 뇌혈관질환(뇌졸중), 1981년 이후에는 악성신생물(암)이 사망 원인 1위를 차지하고 있다.

뇌혈관질환의 사망률은 1975년 이후 감소하고 있지만 암과 심장질환은 증가 추세다. 참고로 2006년의 사망 원인 1위는 암, 2위는 심장질환, 3위는 뇌혈관질환이다(한국은 암, 뇌혈관질환, 심장질환 순이다-옮긴이). 즉 누가 병으로 죽었다고 하면 이 세 가지 질환 중 하나 때문이라는 의미다. 이것은 고령 사회로 변해가는 과정과도 관계있지만, 과로와 스트레스의 영향도 크다고 할 수 있다.

인간의 평균 수명은 계속 늘어나 일본의 경우 남성은 79세, 여성은 85세를 넘어섰다(한국의 경우 2008년 평균 수명은 남성 76.5세, 여성 83.3세-옮긴이). 장수할 수 있는 환경이 갖춰진 덕분이다. 하지만 한편으로는 장수도 중요하지만 치매에 걸리거나 병으로 고생하지 않고 '삶의 질'을 유지하면서 인생을 마감할 수 있느냐가 새로운 문제로 떠오르고 있다.

앞으로도 수명이 계속 늘어날지 어떨지는 알 수 없다. 1947년에서 1949년 사이에 태어난 일본의 베이비붐 세대(한국의 경우는 한국전쟁 직후인 1955년에서 1963년 사이에 태어난 사람들-옮긴이)는 몸도 정신도 상당히 강인한 데다, 전쟁 중에 태어난 세대와는 달리 엄청난 격동의 세월을 보낸 것도 아니기 때문에, 앞 세대보다 평균 수명이 늘어날 것이라고 생각한다. 그러나 그 이후의 세대는 오히려 수

일본인의 사망 원인

순위	사망 원인	2006		2005		전년대비
		사망자 수 전체(명)	사망자 수에서 차지하는 비율	사망자 수(명)	전체 사망자 수에서 차지하는 비율	사망자 수(명)
	전체 사망 원인	1,084,450	100.0%	1,083,796	100.0%	654
1	암	329,314	30.4%	325,941	30.1%	3,373
2	심장질환	173,024	16.0%	173,125	16.0%	−101
3	뇌혈관질환	128,268	11.8%	132,847	12.3%	−4,579
4	폐렴	107,242	9.9%	107,241	9.9%	1
5	불의의 사고	38,270	3.5%	39,863	3.7%	−1,593
6	자살	29,921	2.8%	30,553	2.8%	−632

(출처) 후생노동성 2006년 〈인구동태통계〉
(*참고 : 한국의 경우 2006년은 암, 뇌혈관질환, 심장질환, 당뇨병, 자살, 운수사고 순이며, 2005년은 암, 뇌혈관질환, 심장질환, 자살, 당뇨병, 간질환 순이다—옮긴이)

명이 짧아지지 않을까 한다.

  평균 수명이기는 하지만, 장수를 하더라도 남성은 70대 후반에 암 등으로 사망하는 사람이 많아 80세가 하나의 벽이라고 할 수 있다. 이에 비해 여성은 80세를 수월하게 넘긴다. 이것은 여성이 생물학적으로 강한 이유도 있겠지만, **남성이 사회생활에서 스트레스를 많이 받은 탓**도 있을 것이다. 그러나 일하는 여성이 점점 늘어나면서 여성과 남성의 조건이 비슷해지고 있어 앞으로는 남녀의 평균 수명 차이가 줄어들 것으로 보인다.

'건강을 지켜주는 직장환경'은 스스로 만든다

주변을 보면 아무리 오랜 시간 일을 해도 끄떡없는 사람들이 있다. 이런 사람들은 일에서 스트레스를 받지 않거나, 피곤할 때는 자신의 상황에 맞춰 일을 조절할 수 있는 위치에 있는 경우다.

 기업의 대표나 자기 분야에서 실력도 있고 지위도 높은 사람들은 주변 사람들이 알아서 신경을 써주는 경우가 많고, 무엇보다 재량껏 일을 처리할 수 있는 입장이다. 쉬고 싶을 때는 자유롭게 쉬고, 업무상 교제이기는 하지만 골프를 치면서 운동 부족을 해소할 수도 있다. 인간관계에서는 상대보다 우위에 있기 때문에 긴장할 필요가 없고 스트레스도 덜 받는다.

 물론 그들이라고 해서 스트레스를 전혀 받지 않는 것은 아니다. 경영자라면 회사의 운명을 좌우하는 중대한 결단을 내려야 할 때도 있고, 경영 실적 악화로 책임을 지거나 해결책을 찾아내야 할 때도 있다. 그러나 직원들만큼 스트레스를 지속적으로 받지는 않는다.

대부분의 직장인들은 아침 9시부터 밤 9시나 10시까지 일하고, 아무리 피로가 쌓이고 몸이 고단해도 마음대로 쉴 수 없다. 우왕좌왕하는 부하직원을 가르치고, 내키지 않는 일도 맡아야 하며, 자기 마음과 달리 상사나 거래처의 의향을 존중해서 일을 진행하고, 매사에 상사의 허가를 받아야 한다. 타인이나 회사의 사정에 맞추어야 하는 것이다. 업무뿐 아니라 직장이나 가정의 인간관계에서 오는 스트레스도 건강에 큰 영향을 미친다. 따라서 이런 환경에서 살아가려면 스트레스를 쌓아두지 않도록 스스로 대책을 마련해야 한다.

'평범한 직장인은 자유나 재량권이 없기 때문에 무리'라고 생각할지도 모르겠다. 사실 스트레스를 줄이는 가장 간단한 방법은 빨리 출세해서 자유롭게 움직일 수 있는 지위에 오르는 것이다.

그러나 모든 사람들이 그런 위치에 오를 수 있는 것은 아니다. 대부분은 그 자리까지 가보지도 못하고, 밖에서는 상사나 거래처 눈치를 보고, 집에서는 배우자나 아이들에게 신경 써야 한다.

이런 현실에서는 스트레스를 덜 받도록 노력하는 것이 최선책이다. 예를 들어 자신의 일에서 보람을 느끼고 상사에게 신뢰를 받는다면 스트레스는 당연히 줄어들 것이다. **'건강을 지켜주는 직장 환경'은 결국 자신이 어떻게 하느냐에 달려 있다.**

일개 직원이 근무 환경을 어떻게 바꾸겠느냐며 체념하고 고지식하게 참고만 있다가는 결국 몸을 망칠 수밖에 없다. 도무지 스트레스를 피할 수 없다면 과감하게 전직하는 것도 고려해야 한다. 몸이 건강하고 마음이 즐거워야 일도 생활도 유지될 수 있기 때문이다.

제 **2** 장

열쇠는
면역력에
있다

진화한 인간의
면역 기능

 이번 장에서는 우리 몸의 면역 기능에 대해 알아보기로 한다.
 '면역'이란 몸에 병원균 등이 침입했을 때 그것이 발병하기 전에 알아채고 퇴치하는 시스템을 말한다. 암세포가 발생하는 즉시 제거하는 활동도 포함된다.
 즉 **면역은 생체의 항상성을 유지하는 역할을 담당**하고 있다. 항상성이란 '생체의 내부나 외부의 환경인자가 변해도 생체의 상태를 일정하게 유지하려는 기능'을 말한다. 우리가 건강하게 생활할 수 있는 것도 생체의 항상성 덕분이다.
 예를 들어 우리는 홍역에 한 번 걸리면 "면역이 생겨 더 이상 걸리지 않는다"고 말한다. 여기서 말하는 '면역'이란 그 바이러스를 기억해두었다가 같은 바이러스가 다시 침입할 때 재빨리 물리치는 기능으로, 면역 시스템 중에서도 '획득 면역'이라고 한다. 뒤에서 다시 이야기하겠지만 이것은 림프구가 담당하고 있다.

이 책에서 '면역'이라고 말하는 것은 이 획득 면역뿐 아니라 우리 몸을 지키는 방어 시스템 전체를 가리킨다.

면역의 중심 역할을 하는 것은 백혈구다. 혈액의 양은 체중의 약 8퍼센트를 차지하고 있는데, 혈액의 액체 성분인 혈장 속에는 산소를 운반하는 적혈구, 출혈할 때 혈액을 응고시켜 출혈을 멎게 하는 혈소판, 백혈구, 이렇게 세 가지 고체 성분(혈구 성분)이 각각 96퍼센트, 3퍼센트, 1퍼센트의 비율로 들어 있다. 혈장과 혈구(적혈구, 혈소판, 백혈구)의 비율은 55:45로, 혈장은 96퍼센트가 수분으로 이루어져 있으며, 그 밖에 혈장 단백질 4퍼센트, 당, 지방 등으로 구성되어 있다.

백혈구는 혈액 1마이크로리터 중에 4,000~8,000개 정도 들어 있다. 혈액은 대부분 골수에서 만들어지지만, 백혈구의 일부는 비장이나 림프절에서도 만들어진다.

백혈구에는 **대식세포**(단구), **과립구**(주로 호중구), **림프구**가 있다. 건강한 사람의 경우 대식세포 5퍼센트, 림프구 35~41퍼센트, 과립구 54~60퍼센트의 비율로 구성되어 있다.

백혈구가 이처럼 대식세포, 과립구, 림프구로 구성된 것은 진화의 결과다.

우리 인간의 몸은 약 60조 개나 되는 수많은 세포로 이루어져 있다. 생물의 역사를 보면 원시적인 단세포생물은 38억 년 전, 다세포생물은 10억 년 전에 출현했으며, 인류의 역사는 고작 수십 만 년, 오늘날의 신인류의 역사는 약 3만 년에 불과하다.

대표적인 단세포생물로는 아메바가 있다. 아메바의 성체는 하나의 세포로 이루어져 있고, 세균 등을 먹으며 세포 분열을 반복해서 증식한다. 반면에 인간의 몸은 다세포로 이루어져 있으며, 각각의 세포는 바깥쪽에서는 피부로, 안쪽에서는 내장이나 근육, 뼈 등으로 분화(특수화)해왔다.

이렇게 따로따로 분화한 세포는 몸을 직접 지키는 기능을 상실하게 되었다. 대신 이러한 약점을 보완하기 위해 방어세포를 가지게 되었는데, 이것이 바로 백혈구다.

백혈구의 기본은 대식세포이지만, 이 세포는 단세포생물의 모습을 그대로 가지고 있다. 현미경으로 살펴보면 알겠지만 대식세포는 아메바와 아주 닮았다. 대식세포는 진화 과정에서 처음으로 만들어진 방어세포로, 원조 백혈구라고 할 수 있다.

대식세포(macrophage, 매크로파지)는 우리 몸의 모든 부분에 분포하면서 방어 시스템의 기본을 이루고 있다. 예를 들어 뇌에는 소교세포, 간에는 쿠퍼세포(성상세포), 폐에는 먼지세포(폐포대식세포), 피부에는 랑게르한스세포(피부조직뿐 아니라 외부에 접촉하는 비강이나 폐, 위, 장 등에도 있다)가 있으며, 혈액 안에서 순환하고 있는 단구, 조직에 넓게 분포하고 있는 조직구 등이 있다. 용골세포

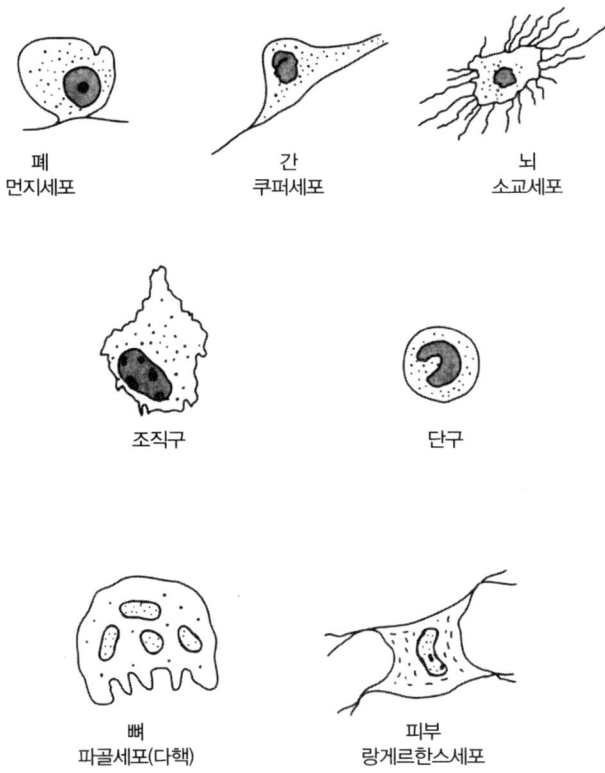

(파골세포, 뼈가 성장할 때 불필요해진 골조직을 파괴, 흡수하는 다핵세포) 역시 대식세포에서 파생되었다. 같은 세포인데도 다른 이름으로 불리는 것은 위치에 따라 형태가 달라서, 처음에는 각각 다른 종류의 세포라고 여겼기 때문이다.

대식세포는 이물질이 침입하면 즉시 출동해 이물질을 먹어서 분해하거나 노화한 이상세포를 처리하는 역할을 한다.

무척추동물은 기본적으로 이 대식세포의 방어 시스템만 갖추고 있지만, 진화한 척추동물에서는 방어의 효율을 높이기 위해 대식세포에서 기능이 분화한 과립구와 림프구가 만들어졌다.

대식세포로 시작해서
대식세포로 끝나다

대식세포는 혈액을 통해 이동하면서 생명체 속을 끊임없이 순찰한다. 혈액 속에 있는 대식세포는 둥근 모양을 하고 있다. 하지만 활동을 시작하면 아메바처럼 형태가 자유자재로 바뀐다. 그리고 우리 몸에 이물질이 들어오면 대식세포는 입자가 큰 이물질에는 과립구, 너무 작아서 과립구가 먹어치울 수 없는 이물질에는 림프구에 출동 신호를 보낸다.

림프구에 신호를 보낼 때 대식세포는 MHC(Major Histocompatibility Complex: 주요 조직 적합 유전자 복합체)라는 대식세포 자체의 단백질에 이물질의 일부를 실어 항원(이물질)임을 표시한다. 그리고 인터페론이나 인터류킨 등의 면역 정보 전달물질(사이토카인. 면역 반응에 따라 세포에서 체액 속으로 분비되는 단백질)을 분비해 림프구의 활성화를 촉진하고, 자신도 종양 괴사 인자(TNF)를 방출해 이물질을 공격한다.

또한 대식세포는 과립구나 림프구가 이물질을 처리하고 난 뒤의 찌꺼기도 처리한다. 예를 들어 과립구가 세포와 싸우고 나면 고름이 남는데, 몸의 표면 가까이에 있는 고름은 터져서 밖으로 나가지만, 안쪽에 고여 있을 때는 대식세포가 이 고름을 먹어치운다.

즉 **대식세포는 이물질이 들어오면 가장 먼저 과립구로 화농성 염증을 일으킬지, 림프구의 면역 반응을 일으킬지를 결정할 뿐만 아니라 최종 처리까지 맡고 있다.**

발암의 주요 원인은
과립구의 과다 증식

과립구는 대식세포가 가지고 있는 '먹어치우는 힘'이 더 커진 것이다. 과립구도 대식세포와 마찬가지로 혈액을 타고 온몸을 돌아다니다가 이물질이 침입하면 제거하는 역할을 한다. 이물질 중에서도 세균처럼 크기가 큰 미생물을 먹으며, 분해효소와 활성산소로 이물질을 분해해서 처리하는데, 이때 화농성 염증을 일으켜 병을 치유한다. 이것은 면역의 기억이 이후에 남지 않는 방어 방법으로 '자연면역'이라 불린다.

과립구는 성숙 후 2~3일 내에 죽는다. 이때 장기나 혈관 등의 점막 위에서 강력한 산화력으로 조직을 공격하는 활성산소를 방출한다. 인간의 몸속에는 활성산소를 무독화하는 기능이 있지만, 과립구가 지나치게 많으면 다 처리하지 못한다. 그 결과 광범위하게 조직 파괴가 진행된다. 이것이 바로 암, 위궤양, 궤양성 대장염, 백내장, 당뇨 같은 병을 일으키는 원인이다.

이 때문에 과립구는 악당 취급을 받는 경향이 있지만, 사실 과립구는 세균 침입으로 인한 감염으로부터 우리 몸을 보호해준다. 다만 과립구가 지나치게 늘어나는 것은 문제가 된다. 이로 인해 트러블이 생겨 병을 일으킬 수 있기 때문이다.

결국 과립구와 림프구의 균형이 중요한데, 이 균형을 좌우하는 것은 자율신경이다. 교감신경이 우위가 되면 과립구가 늘어나고 림프구가 줄어들며, 반대로 부교감신경이 우위가 되면 림프구가 늘어나고 과립구가 줄어든다.

암을 비롯한 질병의 70~80퍼센트는 과립구의 과다 증식 때문에 발생한다. 교감신경이 긴장해 과립구가 증가하면 불필요한 활성산소가 세포의 핵 내 유전자를 손상시키는데, 이것이 발암의 가장 큰 원인이다. 물론 부교감신경의 우위 상태가 오래 지속되어 림프구가 지나치게 많아졌을 때도 암이 발생할 수 있지만, 과립구 과다 증식으로 인한 경우가 훨씬 많다. 어느 경우가 됐든 백혈구의 균형이 중요하다는 사실을 알아두기 바란다.

한편 **림프구는 세균보다 작은 이물질(바이러스 등)을 항체 등의 접착 분자로 응집시켜 처리하고, 면역 반응이나 알레르기 염증을 일으켜 병을 치유한다**(병에 걸렸을 때 열이 나거나 염증이 생기는 것은 우리 몸이 스스로 치유하려고 반응하는 현상이다). 과립구는 이물질이 침입하면

과립구에 의한 면역 시스템

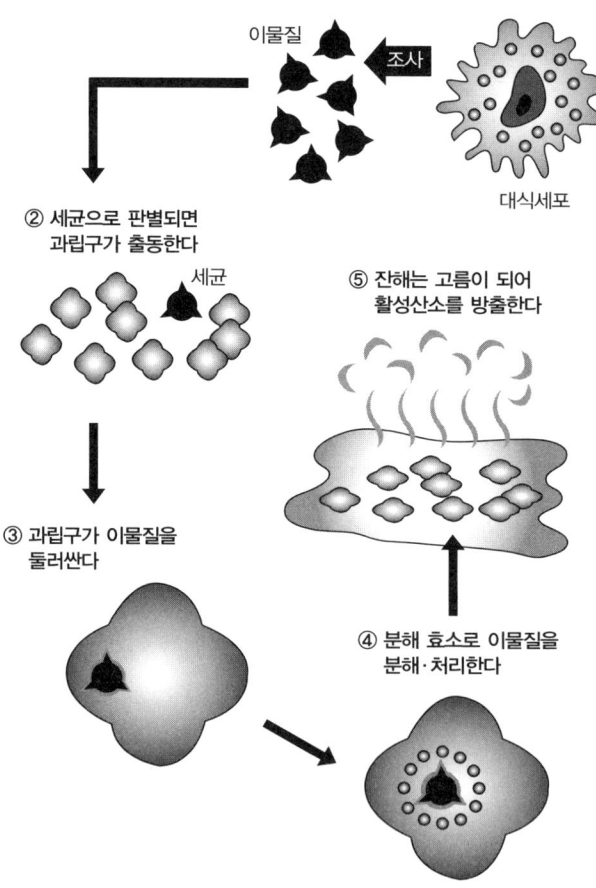

즉시 그곳으로 출동해서 싸우지만, 림프구는 이물질이 체내에 들어오기 전에는 림프절 안에서 휴면 상태로 있기 때문에 실제로 활동을 하기까지 어느 정도 시간이 걸린다. 즉 대식세포로부터 지령이 떨어지면 분열을 반복해 수천 배로 늘어난 후에 이물질과 싸우는 것이다.

림프구가 이물질을 처리할 때는 카타르성 염증(점액의 분비가 많아지고 점막의 꺼풀이 벗겨져 떨어지는 염증)을 일으켜 투명한 액체가 나온다. 감기에 걸리면 콧물이 나오는 것도 이 때문이다. 발열, 발진을 동반하는 알레르기성 비염이나 벌레에 물렸을 때 빨갛게 부풀어 오르는 염증도 림프구의 활동으로 일어나는 것이다.

이물질과의 싸움이 끝나면 림프구는 다시 휴면 상태에 들어가는데, 이때 림프구 일부가 이물질(항원)을 기억한다. 따라서 같은 이물질이 다시 들어오면 재빨리 세포 분열해서 병이 악화되기 전에 처리한다. 면역의 기억이 남지 않는 과립구의 **'자연 면역'** 과 반대되는 개념으로, 이것을 **'획득 면역'** 이라고 한다.

림프구의 종류와 역할

림프구에 대해 좀 더 자세히 알아보기로 하자. 내용이 어렵게 느껴지면 건너뛰어도 상관없다. 하지만 이 부분을 이해하면 우리 몸이 세균처럼 외부에서 침입하는 적뿐 아니라, 몸속에서 만들어지는 이물질까지 얼마나 잘 막고 있는지 확실히 알게 될 것이다.

과립구에는 **호산구**와 **호중구**, **호염기구**가 있는데, 이중에서 호중구가 80퍼센트 이상 차지하고 있다. 과립구는 지름이 $10 \sim 15 \mu m$($0.01 \sim 0.015 mm$)다.

한편 림프구는 지름이 $6 \sim 10 \mu m$로 과립구보다 조금 작다. 림프구에는 **T세포, B세포, NK세포(자연살해세포)** 등이 있다. 같은 림프구라도 두 가지 계통이 존재하는데, NK/T전구세포에서 만들어지는 T세포·NK세포 계통과, B전구세포에서 만들어지는 B세포 계통이다.

두 가지 모두 소화관 주변에 있던 대식세포에서 진화한 것으로 보인다. 림프구는 혈관에 흐르는 혈액뿐 아니라 림프절에도 모여 있으며, 이중에서 약 60퍼센트가 T세포, 나머지 40퍼센트가 B세포다.

원래 림프구는 과립구로는 제거할 수 없는 작은 이물질을 처리하는데, 계통에 따라 이물질 처리 방법이 조금 다르다. 우선 T세포와 B세포의 역할에 대해 알아보자.

T세포에는 골수에서 만들어진 전구세포(특정 세포의 형태 및 기능을 갖추기 전 단계의 세포)가 흉선에서 엄격한 선발 과정을 거친 후 흉선에서 분화·성숙하는 T세포와, 우리 연구팀이 발견한 간이나 장에서 분화하는 흉선외분화 T세포가 있다. 흉선에서 성숙하는 T세포의 95퍼센트는 흉선에 있는 자기항원에 반응해서 그대로 죽어버리고, 나머지 5퍼센트만이 살아남아 외부에서 침입하는 항원에 반응한다.

T세포는 역할에 따라 **보조(helper) T세포, 살해(killer) T세포, 억제(suppressor) T세포**로 나뉜다. 보조 T세포와 살해 T세포는 세포가 활성화했을 때 세포 표면에서 활동하기 시작하는 단백질의 이름을 따서 각각 CD4, CD8이라고 부르기도 한다.

보조 T세포는 림프구의 사령탑으로, 대식세포로부터 항원의 정보를 전달받아 B세포에 항체를 만들도록 지시하거나 항체 만드는 것을 돕는다. 그리고 대식세포와 함께 사이토카인(면역 정보 전달물질)을 분비해서 살해 T세포나 NK세포를 활성화시킨다.

살해 T세포는 이물질을 직접 공격하는 역할을 한다. 이물질을 확인하는 'T세포 수용체'가 있어, 표적이 되는 이물질이 항원인지 아닌지를 판별한다. 이물질이 항원으로 판단되면 세포 속에 축적되어 있던 분해 효소를 항원에 뿌려 공격하고 표적 세포(항원에 의해 감염된 세포나 암세포 등)를 파괴시킨다. 또한 살해 T세포는 B세포가 효과가 없을 때 힘을 발휘하기도 한다.

억제 T세포는 다른 림프구(면역세포)가 지나치게 공격하지 않도록 억제하거나 면역 반응을 종료시키는 역할을 한다.

한편 B세포는 골수에서 만들어진다. 이물질(항원)이 침입하면 B세포는 보조 T세포의 지령을 받아 그 항원에 맞는 접착분자(면역글로불린이라는 항체)를 만들어 이물질을 덩어리로 응집시켜 처리한다. B세포 표면에는 수용체가 있어서 이를 통해 B세포는 항원을 인지하고 항원과 결합한다. 알레르기 반응이 일어나는 것은 이 면역글로불린 때문이다. 림프구가 지나치게 많아지면 해가 없는 이물질도 유해하다고 판단해 과잉 반응한 결과 나타나는 증상이다.

NK세포는 암을 죽이는 세포로 잘 알려져 있다. 우리 몸속을 순회하면서 암세포나 바이러스에 감염된 세포 등 이상세포나 외부에서 침입한 이물질을 공격한다.

NK세포는 대식세포에서 진화한 최초의 림프구로, T세포나 B세포와는 모양이 다르다. 핵 주변의 세포질에 과립이 있고 과립구보다 좀 더 커서 대형 과립 림프구라고도 부른다. T세포나 B세포는

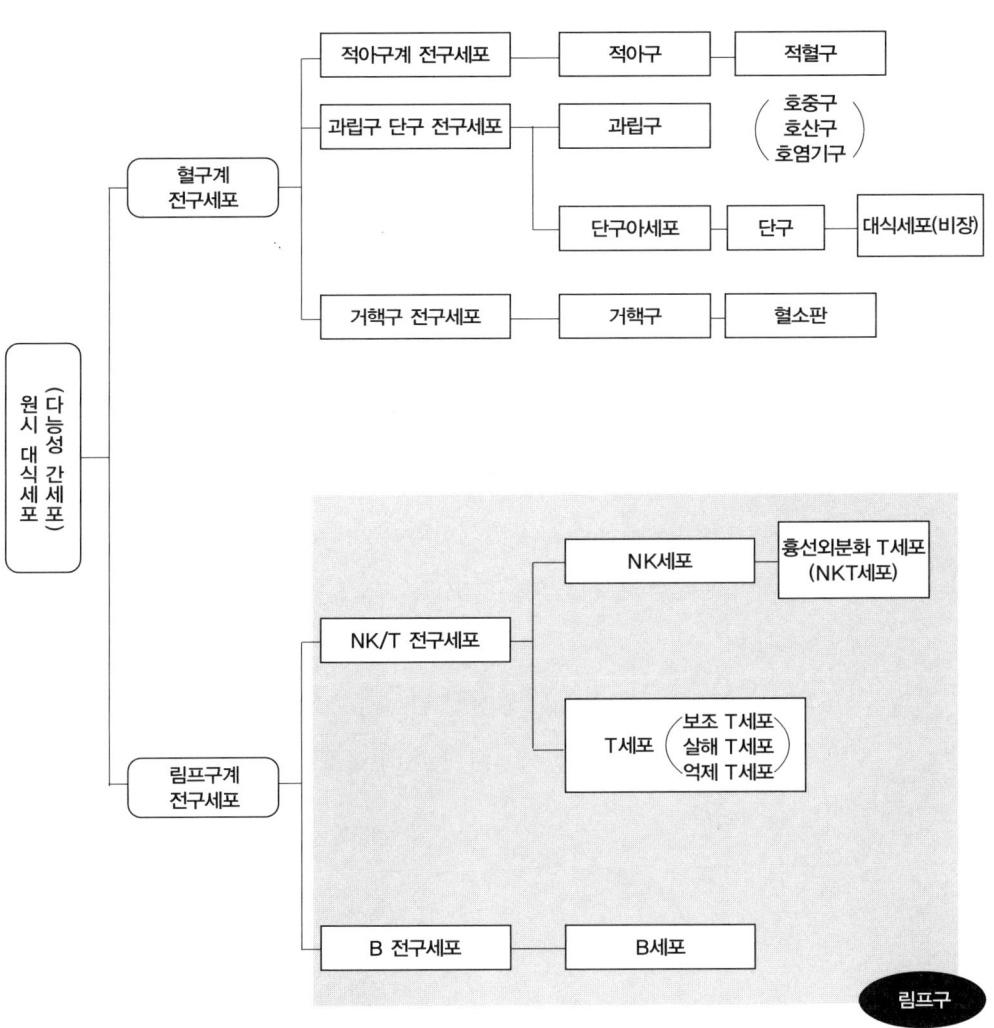

NK세포보다 더 작고 더 진화된 형태로, 이 중간 단계에 있는 것이 1989년에 나와 동료들이 발견한 흉선외분화 T세포라는 림프구다.

T세포와 B세포가 발견된 것이 1960년경이고, NK세포의 정체가 밝혀진 것이 1975년경이므로, **면역학이 최신 학문**이라는 것을 짐작할 수 있을 것이다.

흉선외분화 T세포에도 몇 가지 종류가 있는데, 그중 절반은 **NKT세포**다. 이 NKT세포는 새롭게 분류된 림프구로, NK세포와 T세포의 성질을 모두 가지고 있다. 형태로 볼 때는 NK세포와 닮은 과립 림프구다.

NKT세포는 새로운 면역세포로 주목받고 있으며, 그 역할은 NK세포와 같다. 즉 우리 몸속을 끊임없이 순환하면서 감시하다가 이물질이 침입하거나 이상세포가 발생하면 즉시 공격한다. T세포와는 달리 대식세포의 지시를 받지 않고 단독으로 활동하는 것도 NK세포와 같다.

흉선외분화 T세포의 역할은 완전히 밝혀지지 않았지만, NKT세포가 NK세포처럼 암세포를 제거하기 위해 움직이고 있다는 것은 확인된 사실이다.

면역 시스템의 흐름

이번에는 인간의 면역 시스템을 정리해보자.

우리 몸에 세균이나 바이러스 등의 이물질이 침입하면, 몸속을 돌아다니며 이들을 감시하는 NK세포가 즉시 공격을 시작한다. 이와 동시에 대식세포는 이물질을 먹어치우면서 그 일부를 항원 제시(항원임을 표시)해 이물질이 침입했다는 신호를 보내고, 인터페론이나 인터류킨 같은 면역 정보 전달물질을 분비해서 보조 T세포를 활성화시킨다. 이렇게 해서 면역 시스템이 작동하는 것이다.

대식세포로부터 신호를 받은 보조 T세포는 B세포에 이물질을 제거하기 위한 항체를 만들도록 지시한다. 그러면 그때까지 휴면 상태였던 B세포는 항체라고 불리는 단백질을 만들어 이물질을 공격하기 시작한다. B세포가 만들어낸 항체는 이물질인 항원에 결합해 이물질의 독성을 없애거나 몸 밖으로 배출되도록 유도한다. 이러한 방어 시스템을 '**항원항체 반응**'이라고 한다.

만약 이물질이 강력해서 B세포만으로 처리할 수 없다면 보조 T세포는 살해 T세포에게 출동 신호를 보낸다. 살해 T세포는 NK세포와 마찬가지로 세포 자체가 퍼포린(perforin) 등의 살해 작용 분자를 방출해 이물질을 공격한다. 이물질이 제거되면 그 찌꺼기는 대식세포가 처리하며, 이로써 보조 T세포와 B세포의 활동도 멈춘다.

이때 B세포는 이물질을 처리함과 동시에 이물질의 정보를 기억한다. 그래서 같은 이물질이 또다시 침입할 경우 B세포는 즉시 활동을 시작해 이물질을 처리한다. 홍역이나 풍진에 두 번 걸리지 않는 것은 바로 이 때문이다.

한편 B세포가 만들어낸 항체는 특정한 항원에만 반응한다. 이것은 B세포가 항원의 수용체를 인식해서 그 수용체에 반응하도록 항체를 만들기 때문이다. B세포는 지구상의 거의 모든 물질에 대응해 항체를 만들 수 있다고 한다. 즉 틀리는 경우가 없다는 말이다. 게다가 **일단 이물질을 인식하면 그 정보는 새로운 B세포에 전달되어 평생 기억된다.** 이 시스템이 앞에서 설명한 '획득 면역'이다. 이처럼 면역 시스템은 정교하게 만들어져 있다.

B세포를 중심으로 한 면역 시스템은 혈액이나 림프액 등 체액 속을 이동하면서 항체를 만들어 표적인 이물질을 공격한다. 따라

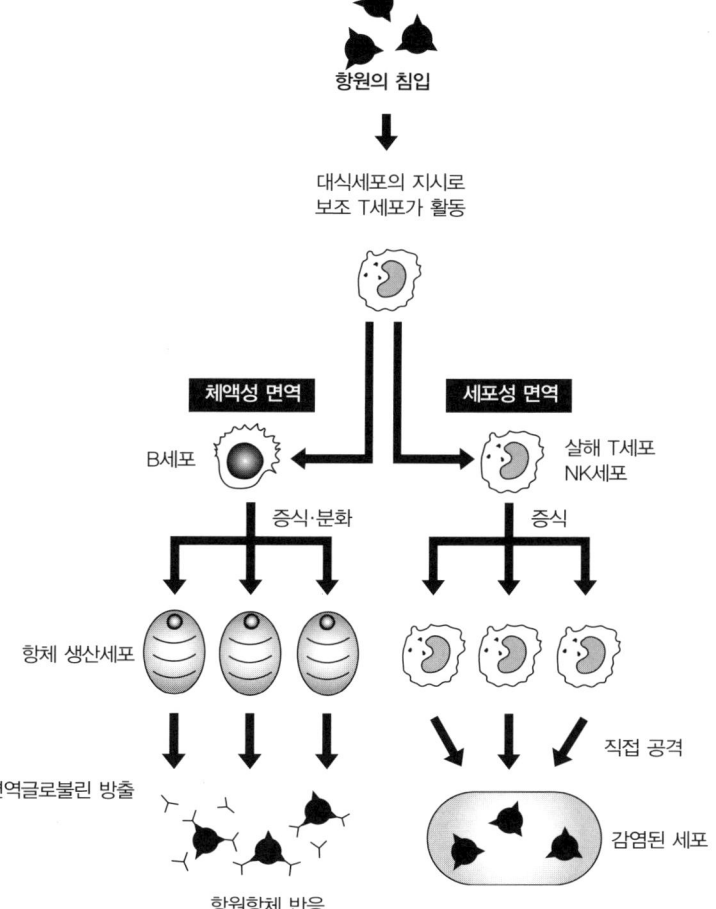

서 '체액성 면역'이라고 부르기도 한다. 반면에 살해 T세포, NK세포, NKT세포처럼 표적 세포(항원)를 직접 공격하는 면역 시스템을 '세포성 면역'이라고 한다.

생물이 자기 보존할 수 있는 것은
대식세포 덕분

대식세포는 진화 과정에서 가장 먼저 만들어진 면역 시스템일 뿐만 아니라, 여기에서 여러 가지 조직과 기관이 형성되었다고 보고 있다. 대식세포는 피부와 장보다 늦게 만들어졌다는 게 일반적인 설명이므로, 외배엽과 내배엽을 제외한 중배엽은 전부 대식세포에서 진화했을 것이다.

동물의 수정란은 세포 분열을 거듭하면서 세 개의 층으로 나뉘는데, 바깥층을 외배엽, 안쪽에 있는 층을 내배엽, 그 사이에 있는 세포군을 중배엽이라고 한다. 이 각각의 배엽에서 특정한 기관이 만들어진다.

외배엽은 개체를 외부와 구분하면서 동시에 외부와 연결되는 접점의 역할을 하고 있다. 여기에서 몸을 감싸고 있는 피부뿐만이 아니라 종마다 특유한 발달 단계에 따라 신경계와 감각기관이 발생한다.

내배엽에서는 음식물을 섭취하고 소화·흡수·배출하는 소화기관이 발생한다. 척추동물로 진화하면서 소화관은 더욱 분화해 구강, 인후, 식도, 위, 소장, 대장, 직장과 침샘, 간, 췌장 같은 파생기관까지 갖추게 되었다. 아가미나 폐 등의 호흡기관도 내배엽에서 분화한다.

중배엽은 이름 그대로 외배엽과 내배엽 사이에 위치하며, 척추동물로 진화한 뒤에는 여기에서 척추골 등의 골격계가 분화하고, 내강(몸 안의 비어 있는 부분)도 월등히 커져 그 안에서 크고 강한 근육이나 혈관 등의 순환계, 신장, 요도 등의 비뇨기와 생식기가 만들어졌다. 그런데 중배엽에서 분화하는 이 모든 기관은 대식세포를 근원으로 만들어졌다고 보고 있다.

예를 들어 지방세포가 항상 영양분을 비축하려고 하는 것은 대식세포의 성질이 남아 있기 때문이다. 생식세포도 영양분을 모아두는데, 지방뿐만 아니라 자손을 가지기 위한 영양분이나 DNA도 비축하고 있다. 그 때문에 보통 세포가 약 $10\mu m$ 정도인 데 비해 난세포(난자)는 약 $50\mu m$나 된다. 이처럼 **생물이 자기를 보존할 수 있게 된 것은 대식세포 덕분**이라고 할 수 있다.

그러면 몸 구석구석까지 영양분과 산소를 공급하며, 우리 몸의 방어 기능인 면역을 담당하고 있는 혈액과 혈관이 진화하는 데 대식세포가 어떤 역할을 해왔는지 살펴보자.

다세포생물은 단세포생물에서 진화했고, 백혈구와 적혈구는 대식세포에서 만들어졌다. 그러나 원시생물은 조혈조직이나 혈액, 그리고 혈액을 내보내는 심장을 갖춘 뒤에도 오랫동안 혈관이 없는 상태를 유지했다. 지금도 심장은 있지만 혈관이 없는 생물이 많은데, 이들은 세포 사이에 혈액을 직접 보내서 생명을 유지하고 있다.

곤충 같은 절지동물이나 연체동물은 동맥이나 정맥은 있어도 모세혈관이 없다. 동맥과 정맥이 연결되어 있지 않으니, 동맥을 흐르는 혈액은 세포 사이를 직접 통과해 정맥으로 되돌아간다. 이와 같은 비연속적인 혈관계를 **'개방 혈관계'**라고 한다. 혈관이 아예 없는 생물보다는 효율성이 높지만, 모세혈관이 없으므로 동맥에서 나온 피는 일단 조직 속으로 스며들게 된다.

그러나 움직임도 빨라지고 장기의 구조도 복잡해진 척추동물은 이러한 혈관 구조로 살아가는 데 한계가 있다. 산소나 영양분을 더욱 효율적으로 운반해야 하고 상처를 입었을 때 재빨리 회복해야 하기 때문이다. 이러한 필요에 의해 대식세포가 변화해서 효율적이고 안정된 형태로 혈액을 운반할 수 있는 복잡한 구조의 혈관이 만들어졌다.

척추동물의 혈관은 동맥, 정맥, 모세혈관으로 구성되어 있으며, 동맥에서 흘러나온 혈액은 모세혈관을 거쳐 정맥으로 되돌아간다. 혈액은 항상 혈관 속에 갇혀 있다. 하지만 혈장이나 백혈구는 혈관

벽을 통과해 주변 세포 사이를 흐르면서(이것을 조직액이라고 한다) 혈액과 세포 사이의 물질 전달을 담당한다. 이러한 혈관계를 '**폐쇄 혈관계**'라고 하는데, 이것은 개방 혈관계에서 더 진화한 형태다.

혈관이 대식세포에서 변화했다는 흔적이 가장 잘 남아 있는 곳은 혈관 내피세포다. 이 세포는 대식세포와 마찬가지로 이물질을 붙잡아서 먹어치우는 탐식(貪食) 작용을 한다. 예를 들어 실험 쥐의 혈관에 석탄 가루 같은 이물질을 주입한 후 관찰하면 혈관 내피세포가 이것을 먹어치우는 것을 알 수 있다.

적혈구를 비교해보아도 대식세포에서 진화한 흔적을 찾을 수 있다. 어류, 양서류, 파충류, 조류는 적혈구에 핵이 남아 있지만 포유류에는 핵이 없다. 대량의 산소를 운반하는 데는 핵이 방해가 되기 때문이다. 즉 포유류의 적혈구는 대식세포가 변화하는 과정에서 핵이 소멸해 지금처럼 대식세포와는 완전히 다른 형태가 된 것이다.

이처럼 대식세포는 백혈구뿐만 아니라 적혈구 등의 다른 혈액 성분이나 혈관의 근원이다.

30세 이후는
오래된 면역 시스템이 건강의 열쇠

인간의 면역 시스템은 대식세포에서 진화했다. 면역 시스템은 원래 자연 면역과 세포성 면역처럼 단순한 구조였으나, 환경의 변화에 따라 진화하면서 획득 면역과 체액성 면역이라는 고도의 시스템이 만들어진 것으로 보인다. 즉 생물이 바다에서 육지로 올라오기 전부터 가지고 있던 오래된 면역 시스템과 육상한 뒤 진화해온 새로운 면역 시스템이 복합되어 있다.

  면역 시스템이 진화한 과정을 살펴보면, 생물이 물속에 살고 있던 시대에는 먼지나 바이러스 같은 미세한 이물질이 거의 존재하지 않았고 활동 범위도 제한되어 있었기 때문에, 이물질이 침입하는 일이 거의 없었다. 그래서 몸속에서 발생하는 이물질만 대응하면 됐다. 이 일을 맡고 있던 것이 원시적 면역 시스템인 대식세포다.

따라서 이때까지는 대식세포가 면역의 전부였다고 생각할 수 있다. 이것을 면역의 시초라고 하면, 원래의 면역 시스템은 외부에서 침입하는 이물질을 제거하는 것보다 암처럼 몸속에서 발생하는 이상세포를 없애는 것이었다.

그러나 육지로 올라온 뒤로는 공기 중에 먼지나 세균, 바이러스 같은 항원이 너무 많아 여기에 대응해야 했다. 더욱이 육지에서는 물속보다 산소가 20배나 많기 때문에 혈중 산소 농도가 다섯 배나 상승해 생명 에너지가 크게 증가했다. 수중생활을 할 때보다 더 많은 활동을 하게 된 것이다. 덩달아 이물질이 들어오는 기회도 늘어났다.

대식세포는 이러한 환경의 변화에 맞춰 진화해왔다. 세균의 침입에 대해서는 과립구가, 바이러스와 같이 미세한 이물질에 대응하기 위해서는 림프구가 만들어졌다. 림프구 중에서도 과립구와 비슷한 역할을 하는 원시적인 NK세포나 흉선외분화 T세포가 먼저 생겼고, 그 후에 B세포나 T세포처럼 서로 협력해서 외부에서 침입한 미세한 이물질을 제거하는 고도의 면역 시스템이 만들어졌다.

정리해보면 새로운 면역 시스템은 주로 외부에서 침입하는 세균 같은 외래항원에 대해 항원항체반응으로 대응하는 것이다. 이에 반해 오래된 면역 시스템은 대부분 이상 자기세포를 직접 공격한다.

탐식 작용으로 이물질을 먹어치우는 과립구나 세포 자체를 공격하는 NK세포는 단순하고 원시적인 공격법을 쓰고 있다. 하지만 B

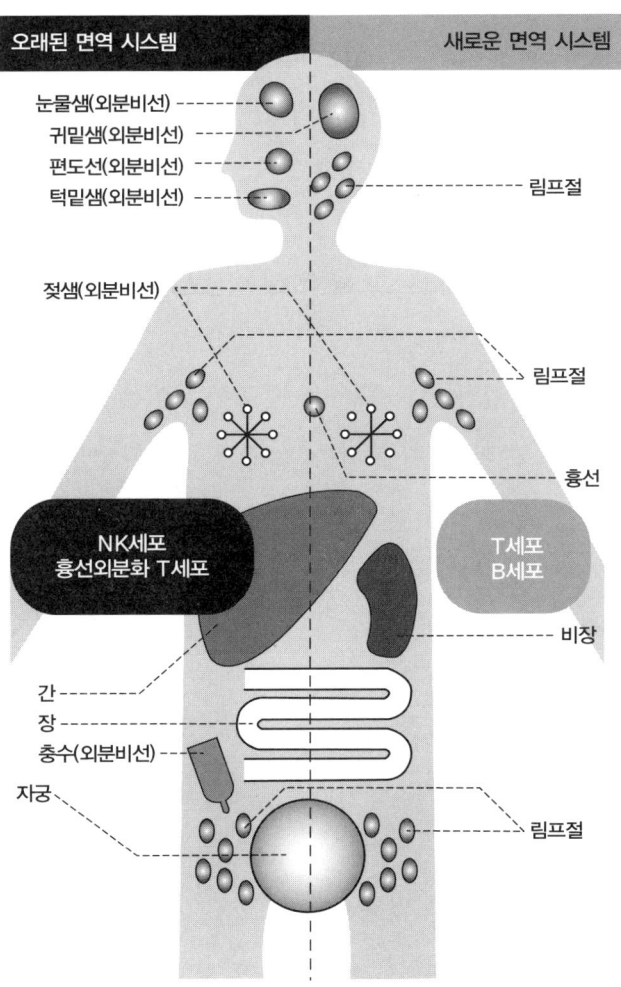

세포를 중심으로 하는 새로운 면역 시스템은 한번 들어온 항원이 다시 들어왔을 때 여기에 대항하는 장치까지 만들어낼 만큼 고도로 발달되었다.

그러나 새로운 면역 시스템은 미세한 세균이나 바이러스처럼 그 대상이 일부의 이물질에 한정되어 있는 반면, 오래된 면역 시스템은 우리 몸을 광범위하게 지키고 있다. 예를 들어 암세포와 같이 몸속에서 만들어진 이상세포를 공격하는 것은 NK세포처럼 오래된 면역계다. **노화나 스트레스로 발생하는 이상세포를 없애는 것도 오래된 면역 시스템**이다.

인간의 몸이 얼마나 합리적으로 만들어져 있는지는 면역 시스템의 대응 방식만 봐도 알 수 있다. 젊고 활동이 왕성할 때는 외래항원을 처리하는 새로운 면역 시스템이 효율적으로 대응하지만, 나이를 먹어가면 이상 자기세포를 제거하는 오래된 면역 시스템이 활성화된다. 예를 들어 30세 전후부터 흉선은 자연스럽게 퇴행해서 크기가 줄어들고, 흉선에서 만들어지는 T세포나 골수에서 만들어지는 B세포가 감소해 면역 억제가 일어난다. 그 대신 NK세포나 흉선외분화 T세포는 활성화된다.

우리가 나이를 먹어도 병에 걸리지 않고 건강하게 살 수 있는 것은 오래된 면역 시스템 덕분이다. 따라서 30대 이후에는 오래된 면역 시스템을 지키는 것이 건강의 열쇠라 할 수 있다.

대식세포는
최고의 면역력

 암은 활성산소에 의해 유전자가 손상되면서 발생한다. 좀 더 자세하게 말하면 암 유전자는 정상세포의 증식에 사용되는 원암 유전자(proto-oncogene)가 손상되어 비정상적으로 증식한 것이다. 암의 출발점이 되는 원암 유전자는 누구나 가지고 있는 정상 유전자다.
 실제로 우리 몸속에서는 매일 3,000~5,000개의 암세포가 발생하고 있다. 하지만 암세포가 발생했다고 바로 암이 되는 것은 아니다. 대부분의 경우는 NK세포나 흉선외분화 T세포 등의 림프구에 의해 제거되기 때문이다. 이들 림프구는 우리 몸속을 순찰하다가 암세포를 발견하면 그 즉시 없애버린다.
 그러나 이러한 면역 시스템이 제대로 작동하지 않으면 암세포는 죽지 않고 서서히 커진다. 보통 하나의 암세포가 지름 1센티미터로 자라는 데는 몇 년이 걸린다.

면역 기능이 떨어지는 것은 자율신경의 균형이 깨져 생체의 항상성이 제대로 유지되지 않기 때문이다. 자율신경의 균형이 깨지는 이유는 대부분 스트레스로 인한 교감신경의 긴장 상태가 계속되기 때문인데, 이때 과립구가 증가해 활성산소가 온몸에서 다량으로 발생한다. 이로 인해 몸속의 세포가 손상되는 것이다.

교감신경의 긴장 상태가 오래 지속되면 백혈구 가운데 과립구는 많아지고 림프구는 줄어든다. 림프구, 즉 NK세포나 흉선외분화 T세포의 수가 적으면 활성산소가 증가해 암세포가 계속 발생해도 이들을 제대로 처리할 수 없다.

암세포가 계속 성장하면 면역력이 약해져 과립구를 포함한 백혈구의 전체 수가 줄어든다. 건강한 사람의 백혈구는 약 6,000개 전후지만 암환자는 4,000개도 되지 않으며, 암이 진행될수록 백혈구의 수는 점점 더 감소한다.

특히 림프구는 건강한 사람의 경우 백혈구의 35퍼센트로 약 2,100개 정도 되는데, 암이 진행되면 이 비율이 30퍼센트 밑으로 떨어져 1,200개 이하가 된다. 이렇게 되면 림프구는 세포와 싸울 힘을 잃어버리고 암은 더욱 기세등등해진다. 말기암 환자의 림프구는 1,000개를 밑돈다.

그러나 말기암 환자라도 다시 회복되는 사례가 상당히 많다. 그 중에는 항암제나 방사선 치료 등 면역력을 극도로 떨어뜨리는 항

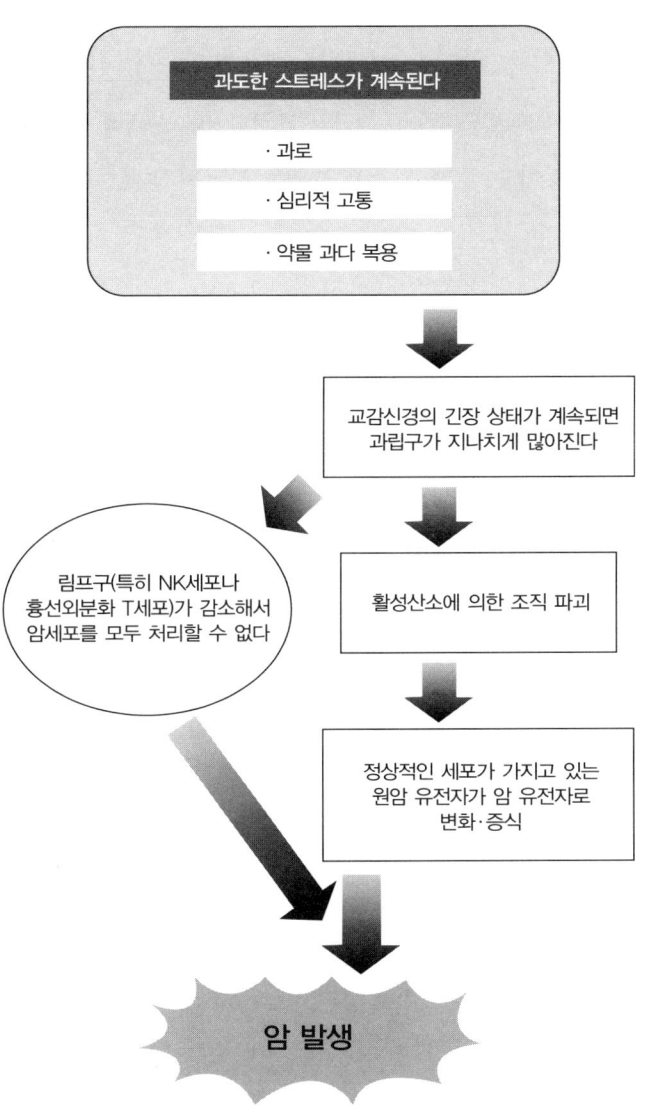

암 치료를 받은 사람들도 있다. 이들은 백혈구의 기능이 떨어져 있는데도 회복을 한 경우여서 NK세포만으로는 설명할 수 없다. 이 때문에 나는 오래된 면역 시스템인 대식세포가 관여하고 있다고 믿게 되었다. **대식세포야말로 최고의 면역력이며 생명력 그 자체라고 생각한다.** 이것이 지금까지 면역 연구를 하면서 얻은 결과다.

제3장

'병은 마음에서 비롯된다'는 개념에는 의학적 근거가 있다

I 몸과 마음을 연결하는 면역력
자율신경은 세포의 지휘자

2장에서는 우리 몸의 면역력에 대해 알아보았다. 이제 우리 몸이 가진 면역 시스템에 대해서는 어느 정도 이해했으리라 생각한다. 1장에서는 과로와 인간관계에서 오는 여러 가지 스트레스가 몸을 상하게 하고 병을 일으키며, 여기에 자율신경이 관여하고 있다는 이야기를 짤막하게 다루었다. 이번 장에서는 2장의 내용에 근거해 면역력과 자율신경의 관계에 대해 알아보기로 하자.

면역 시스템 중에서 백혈구와 자율신경의 관계는 내가 연구하고 있는 면역 이론의 근본 바탕을 이루고 있다. 여기에서 '몸과 마음'을 연결하는 면역 이론이 만들어졌다.

우리 몸에는 신경이 네트워크처럼 뻗어 있다. 이러한 신경계는 손발처럼 근육을 의식적으로 움직일 수 있는 수의신경계와 내장이나 혈관처럼 신경을 마음대로 움직이지 못하는 자율신경계(불수의 신경계)로 나누어진다. 이중에서 자율신경계는 우리 몸의 여러 가지 기능을 자율적으로 조절해 항상성을 유지하고 건강을 지켜주는 역할을 하고 있다.

자율신경계에는 **교감신경**과 **부교감신경**이 있는데, 이 두 가지 신경은 길항 작용(서로 반대되는 작용을 하면서 생리 기능을 조절한다)을 한다. 교감신경은 에너지를 소비할 때 작용하는 신경으로, 흥분을 지배 기관(각 신경이 지배하는 기관)으로 전달해 우리 몸을 활동적으로 만든다. 예를 들어 운동을 하면 심장이 활발하게 움직이고 호흡도 빨라지는데, 이것은 교감신경의 신경말단에서 아드레날린과 노르아드레날린이 분비되어 지배 기관의 세포에 작용하기 때문이다.

반대로 부교감신경은 쉬거나 잠잘 때 활성화된다. 부교감신경은 아세틸콜린을 분비해 지배 기관에 작용한다. 심장의 운동이나 호흡을 진정시키고, 소화액을 분비시켜 소화기관의 연동운동 등 여러 가지 촉진 작용을 하며, 혈관을 확장시켜 몸을 따뜻하게 하고 땀을 흘리게 한다.

앞에서도 이야기했듯이 스트레스를 받을 때 먹거나 마시게 되는 것은 우리 몸이 부교감신경을 자극해 긴장을 풀려고 하기 때문이다. 몸의 긴장을 풀기 위해 음식물을 먹고 마셔서 소화관을 움직이는 것이다. 따라서 스트레스를 받으면 무의식중에 먹을 것에 손이

길항 작용을 하는 두 가지 자율신경

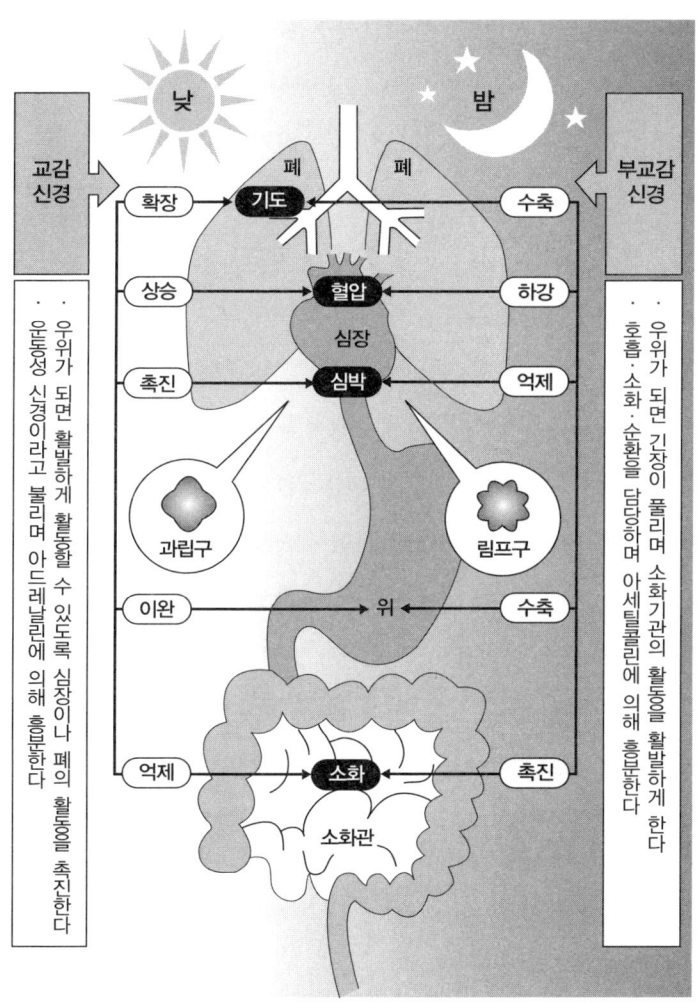

가게 된다.

교감신경과 부교감신경의 역할을 크게 구분하면 교감신경은 흥분이나 활동성을 높이고, 부교감신경은 긴장을 풀어주는 방향으로 작용한다. 낮 동안 활동할 때는 교감신경이 우위가 되고 밤에 휴식하거나 잠을 잘 때는 부교감신경이 우위가 된다. 이것이 하루 동안의 주기다. 그리고 스트레스를 많이 받을 때는 몸도 마음도 긴장하고 있으므로 교감신경이 흥분 상태가 되고, 스트레스가 없을 때는 부교감신경이 지배한다.

길항 작용을 갖춘 이러한 자율신경이 만들어진 것은 다세포생물로 진화한 결과일 것이다. 단세포생물의 시대에는 세포가 하나뿐이므로 단독으로 활동하면 된다. 그러나 진화의 과정에서 기능이 복잡해지자 어떤 행동을 할 때는 이러한 세포군이 활동하고, 또 다른 행동을 할 때는 다른 세포군이 활동하는 식으로 자기 역할을 정해야만 했다. 이것을 무의식적으로 결정하는 것이 바로 자율신경이다.

우리 몸을 구성하는 60조 개의 세포는 모두 자율신경의 지배를 받고 있다. 교감신경과 부교감신경 중에서 먼저 발달한 것은 부교감신경일 것이다. 음식물을 먹고 소화·흡수하는 등 생존과 직접 관련된 기능을 지배하는 것이 부교감신경이기 때문이다. 하지만 바다에서 올라와 육지 생활을 시작하면서 중력을 거스르게 되었다. 그런 환경에 적응하려면 운동량을 크게 늘려야만 했고, 생존 경쟁 역시 치열해졌다. 그 결과 발달하게 된 것이 교감신경이다.

몸과 마음은 자율신경과 밀접하게 연결되어 있다

우리가 건강하게 생활할 수 있는 것은 자율신경이 적절하게 작용하고 있기 때문이다. 자율신경이 제대로 작용하지 않으면 생활도 건강도 무너진다. 예를 들어 집중해서 일을 해야 할 때 혈관이 확장돼서 열이 오른다면 일을 제대로 할 수 없다. 반대로 느긋하게 쉬고 싶을 때 혈관이 수축해서 혈액 순환이 제대로 안 돼 손발이 차갑다면 편하게 쉴 수가 없다.

걱정이나 고민 같은 스트레스가 있으면 자율신경에 문제가 발생한다. 걱정거리가 있으면 입맛이 없고 잠이 오지 않는 것은 마음 상태가 자율신경을 좌우해 몸에 큰 영향을 주기 때문이다. 반대로 다치거나 병에 걸리면 기분이 우울해진다. 몸의 상태가 마음에도 영향을 미치는 것이다.

이처럼 자율신경은 우리의 몸과 마음을 이어준다. 그리고 **그 열쇠를 쥐고 있는 것이 면역 시스템에서 중요한 역할을 하고 있는 백혈구다.**

우리 몸속의 세포가 자율신경의 지배를 받고 있다는 것은 이미 알려진 사실이다. 하지만 백혈구는 자율신경의 지배를 받지 않는다고 여겨졌다. 예를 들어 소화기관이나 심장처럼 고정되어 있는 기관의 세포는 신경말단에 연결되어 있기 때문에 자율신경의 지배를 받는다는 것을 쉽게 알 수 있다. 하지만 혈액처럼 몸속을 이동하는 세포는 자율신경의 지배에서 자유롭다고 생각했던 것이다.

그러나 백혈구도 예외는 아니었다. 1996년에 나는 동료인 후쿠다 미노루 선생과 함께 백혈구가 자율신경의 지배를 받고 있다는 사실을 밝혀냈다.

어느 날 후쿠다 선생이 내게 찾아와 "맑은 날(즉 기압이 높은 날)일수록 맹장염(충수염) 환자가 많은데, 기압과 맹장염이 어떤 상관관계가 있는 것은 아닐까?"라며 공동 연구를 제안했다. 그때 나는 백혈구의 하루 분포 변화를 연구하고 있었는데, 그분의 말을 듣는 순간 날씨가 자율신경에 영향을 미쳐 백혈구의 분포를 바꾼다면 질병의 상태도 바뀔지 모른다는 생각이 들었다.

즉 과립구가 떠올랐던 것이다. 복통이 있는 환자의 혈액을 검사한 결과 백혈구 중에 과립구가 늘어났다면 맹장염을 의심하는 것이 상식이었기 때문이다. 과립구는 이미 설명한 대로 몸속에 침입한 세균을 먹어서 분해하고 자신은 죽어서 염증이 된다. 과립구는 세균을 처리할 때 활성산소를 이용하고 죽을 때는 대량의 활성산소를 방출한다. 이 활성산소가 조직이나 세포를 파괴하는 것이다. 이것이 맹장염을 일으키는 원인 중 하나라고 생각했다.

우리는 즉시 백혈구와 기압의 관계를 조사해보았다. 그 결과 기압이 높으면 과립구가 늘어나고 림프구는 줄어들며, 기압이 낮으면 그 반대가 된다는 사실을 알게 되었다. 즉 고기압으로 날씨가 좋은 날에는 과립구의 비율이 높고, 저기압으로 날씨가 흐린 날에는 림프구의 비율이 높아지는 것이다. 맥박도 조사해보았는데, 고기압일 때는 맥박이 빠르고 저기압일 때는 느렸다.

고기압이란 공기의 양이 많아지는 상태로, 공기의 양이 많아지면 당연히 산소도 많아진다. 따라서 고기압일 때는 우리 몸속에 받아들일 수 있는 산소의 양도 많아진다. 이 때문에 맑은 날에는 활동적이 되어 교감신경이 우위가 되므로 맥박이 빨라지고 호흡 수도 늘어난다. 또한 백혈구 중에 과립구의 수가 늘어나므로 많은 양의 활성산소에 의해 조직이 쉽게 손상된다. 날씨와 맹장염은 이러한 상관관계가 있었다.

백혈구가 자율신경과 연동해서 활동한다고 할 수 있는 또 한 가지 근거는 **과립구가 아드레날린 수용체를 가지고 있고, 림프구가 아세틸콜린 수용체를 가지고 있다는** 점이다. 우리 연구에 앞서 과립구가 아드레날린 수용체를 갖고 있거나 림프구가 아세틸콜린 수용체를 갖고 있다고 주장하는 논문이 여러 차례 발표되었다. 우리는 이 두 가

백혈구와 자율신경의 관계

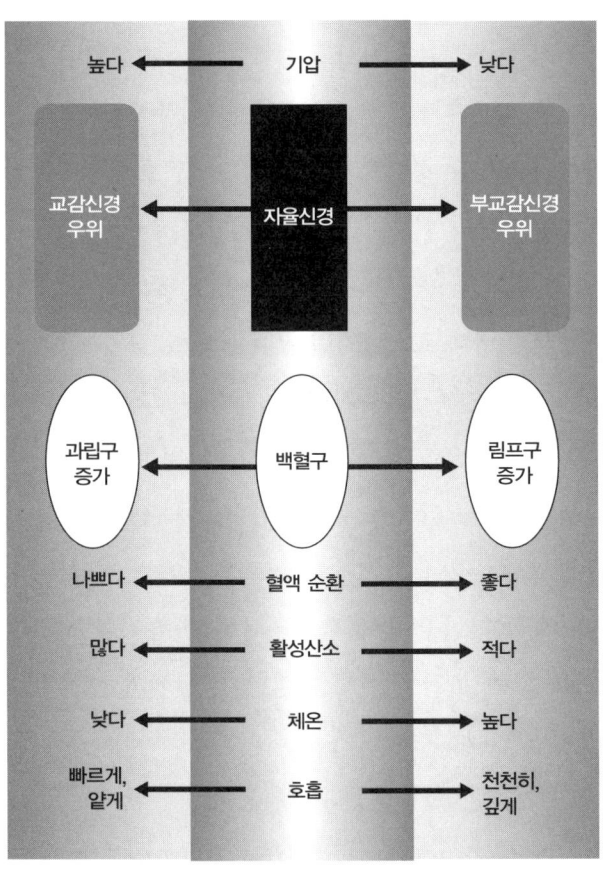

지를 하나로 묶어서 증명하고 재확인한 것이다.

앞에서 이야기했듯이 교감신경은 아드레날린이나 노르아드레날린을, 부교감신경은 아세틸콜린을 분비해서 지배 기관을 움직이므로, 교감신경의 대상이 되는 기관에는 아드레날린 수용체가, 부교감신경의 대상이 되는 기관에는 아세틸콜린 수용체가 있다. 따라서 아드레날린 수용체를 가지고 있는 과립구는 교감신경의 지배를 받고, 아세틸콜린 수용체를 가지고 있는 림프구는 부교감신경의 지배를 받는다는 사실이 명확해졌다.

도호쿠 대학교에 다닐 때 지도교수였던 사이토 아키라 선생이 〈생물학 이진법〉이라는 논문에 이에 대한 기본 개념을 앞서 발표한 것도 우리에게 큰 용기가 되었다.

이처럼 기압과 맹장염의 관계를 실마리로 자율신경과 백혈구의 관계를 밝히게 되었으며, 이를 통해 스트레스가 자율신경의 균형을 깨뜨려 여러 가지 병이 발생한다는 개념, 즉 자율신경을 매개로 몸과 마음이 밀접하게 연관되어 있다는 사실이 증명되었다.

나이가 들면
쉽게 병에 걸린다

교감신경이 우위가 되면 과립구가 늘어나고, 부교감신경이 우위가 되면 림프구가 늘어난다. 이 메커니즘으로 알 수 있는 것은 "자율신경의 균형이 깨지면 면역력이 떨어져 병이 생긴다"는 사실이다.

앞에서도 이야기했듯이 과로를 하거나 스트레스를 심하게 받으면 교감신경이 계속 긴장하게 된다. 교감신경이 긴장하면 아드레날린이 분비되므로 심장 박동이 빨라져 심장이 활발하게 활동하고 혈관은 수축한다. 이 상태가 오래 지속되면 동맥경화가 진행되어 만성 고혈압이 된다.

아드레날린은 백혈구 중에서도 아드레날린 수용체를 가지고 있는 과립구의 활동을 촉진하기 때문에, 교감신경이 우위가 되면 과립구가 증가하고 림프구는 감소한다. 과립구가 지나치게 늘어나면 세균뿐만 아니라 몸속에 항상 있는 균(상재균)까지 공격해 화농성 염증을 일으킨다. 이때 활성산소가 대량 발생해 조직을 파괴하게 되는데, 특히 조직이 약한 곳을 공격한다. 즉 **그 사람의 가장 약한 부분부터 병에 걸린다**는 말이다.

반면에 부교감신경의 우위 상태가 너무 길어져 림프구가 지나치게 많아지면, 항원에 민감하게 반응해 알레르기 질환을 일으킬 수 있다.

요즘 특히 문제가 되는 것은 교감신경의 긴장 상태가 오래 지속되어 발생하는 질병이다. 대부분의 사람들이 과로나 스트레스로 교감신경의 우위 상태가 계속되는 생활을 하고 있는데, 현대인의 질병 가운데 70~80퍼센트가 이로 인해 일어난다고 해도 과언이 아니다. 물론 여기에는 암도 포함된다.

또 한 가지 문제는 **나이가 들면 교감신경이 더 활발히 작용한다**는 사실이다. 사춘기까지는 과립구와 림프구의 비율이 거의 같지만, 성인이 된 후에는 교감신경이 점점 활발해져 과립구의 비율이 높아진다. 나이가 들면 병에 잘 걸리는 것은 이 때문이기도 하다.

활성산소를 흡착하는
건강보조 식품의 문제점

　활성산소는 화학적으로 활동이 활발하고 반응 속도가 빠른 산소다. 또한 매우 불안정하며 산화력이 아주 강해 혈액 속의 지질을 산화시켜 유해물질로 바꾸고, 세포 내에 침투해 그 세포의 유전자를 손상시킨다.

　우리 몸에서 활성산소를 가장 많이 만들어내는 것은 과립구로, **전체 활성산소의 70퍼센트가 과립구에서 방출되고 있다**고 본다. 따라서 과립구가 많으면 활성산소도 더 많이 발생하게 된다.

　예를 들어 과립구가 증가하면 피부색이 검어지는 활성산소 착색이 생기는데, 대표적인 것이 기미다. 기미는 노화로 인해 과립구가 늘어나면서 피부에 나타나는 활성산소 착색이다.

　과립구는 암의 발생과도 관련이 있다. 암의 발생 모체는 상피세포와 샘세포(조직 안에서 샘의 기능이 활발한 세포)인데, 이런 곳에는 과립구의 표적이 되는 상재균이 늘 존재한다. 상피세포나 샘세포에서는 항상 세포가 재생되는데, 활성산소에 의해 세포가 파괴돼도 그 양이 많지 않으면 새로운 세포가 만들어진다. 그러나 **과립구가 너무 많아져 활성산소가 과잉 상태가 되면 세포 재생에 이상이 일어나 암이 발생하게 된다.**

게다가 과립구가 많아지면 림프구는 줄어들기 때문에 암세포를 공격해야 할 NK세포의 힘이 약해지므로, 이 상태가 계속되면 암세포는 점점 증식한다.

그렇다면 활성산소를 발생시키지 않으면 될 것 같지만 그렇게 간단한 문제가 아니다. 활성산소는 우리가 생명 활동을 하고 있는 이상 반드시 발생한다. 우리 몸의 세포가 대사활동을 하면 반드시 산소를 소비하게 되고 이때 활성산소가 발생하기 때문이다.

우리가 섭취한 음식물은 호흡을 통해 몸속에 들어간 산소에 의해 세포 안에서 산화되어 에너지로 바뀐다. 이때 활성산소는 세포를 산화함으로써 활성화시키는 역할을 한다. 즉 활성산소가 적절하게 발생할 때는 신진대사가 활발해져 교감신경이 우위인 활동 상태가 된다.

따라서 활성산소를 필요 이상으로 악당 취급할 필요는 없다. 우울증이 있는 사람의 혈액을 검사해보면 과립구가 매우 적다. 즉 활성산소의 양도 적다는 말이다. 이처럼 과립구가 극단적으로 감소하게 되면 기운이 없고 무기력해진다.

결국 활성산소도 균형의 문제다. 처리할 수 없을 정도로 많아지면 산화에 의한 조직 파괴나 노화를 재촉하게 되며, 극단적으로 적으면 활기도 기운도 없는 상태가 된다. 최근에는 몸속에 활성산소가 많아지지 않도록 항산화물질이 들어 있는 건강보조 식품을 먹는 사람이 많다. 활성산소를 흡착하는 항산화물질에는 비타민 A, 비타민 C, 비타민 E, 베타카로틴(인체의 지방조직에 축적되며, 필요할 때 2분자로 나뉘어 비타민 A가 된다) 등이 있다.

그러나 활성산소를 흡착한 뒤 이들을 배출할 수 있으면 다행이지만, 이것이 체내에 남아 있을 경우에는 산화물이 되므로 노화를 촉진할 수 있다. 이 때문에 **지용성 비타민 E나 비타민 A 등이 들어 있는 건강보조 식품을 지나치게 복용하면 오히려 나쁜 결과를 불러온다.**

예를 들어 청춘 호르몬으로 불리는 비타민 E를 배출량보다 많이 섭취하면, 활성산소를 흡착한 비타민 E가 몸속에 남아 산화물이 되므로 오히려 노화를 촉진할 수 있다.

미국에서 베타카로틴이 암 예방에 어느 정도 효과가 있는지 알아보기 위해 대규모 검사를 실시한 적이 있었다. 그런데 놀랍게도 베타카로틴의 섭취량이 많은 그룹이 오히려 발암률이 높은 것으로 나타나 2년째에 검사를 중단했다. 베타카로틴은 수용성이므로 필요가 없어지면 물에 녹아 흘러가지만, 이것이 비타민 A로 변하면 지용성이기 때문에 몸속에 남아 문제를 일으킨다.

한편 임산부가 비타민 A를 지나치게 섭취하면 활성산소를 계속 흡착하게 되어 태아에 좋지 않다. 태아의 세포는 활성산소로 증식하므로 활성산소가 감소하면 증식 작용이 약해져 태아가 위험해진다. 임산부에게 비타민 A가 들어 있는 건강보조 식품의 복용을 되도록 금하는 것은 이 때문이다.

하지만 지용성 비타민을 식품으로 섭취할 경우에는 전혀 문제가 되지 않는다. 예를 들어 베타카로틴은 당근이나 호박 등에 많이 들어 있는데, 이러한 식품에는 식이섬유도 함유되어 있으므로 과다하게 섭취한 베타카로틴은 대변으로 배출된다. 그러나 활성산소를 없앨 목적으로 건강보조 식품을 섭취하는 것은 오히려 몸에 해로울 수 있음을 명심하자.

II 병에 잘 걸리는 사람, 잘 안 걸리는 사람
스트레스가
병을 일으키는 과학적 근거

스트레스를 느낄 때 우리 몸은 어떤 반응을 할까?

스트레스를 받으면 뇌하수체 위에 있는 시상하부에서 CRH(부신피질자극호르몬 방출 호르몬)가 분비되고, 이것이 뇌하수체를 자극해 ACTH(부신피질자극호르몬)가 분비된다. 그러면 이 호르몬이 부신피질을 자극해 **코르티솔**이라는 호르몬이 분비된다.

코르티솔은 원래 포도당을 만들어내게 하는 호르몬이지만, 양이 많으면 혈압을 올리고 동맥경화를 촉진하는 등 몸에 나쁜 영향을 미친다. 또한 코르티솔은 림프구 가운데 하나인 NK세포의 작용을 무효로 만든다. NK세포에는 코르티솔 수용체가 있어, 코르티솔을 받아들이면서 NK세포가 죽어버리기 때문이다.

이 때문에 스트레스를 많이 받으면 병에 쉽게 걸리고 암세포에 대한 저항력도 약해진다. 스트레스는 이 정도로 몸에 치명적이다. 이렇게 '시상하부 → 뇌하수체 → 부신피질'로 이어지는 흐름을 스트레스 회로라고 한다.

한편 '시상하부 → 뇌하수체 → 부신수질' 회로를 거쳐 분비되는 호르몬도 있는데, 바로 아드레날린과 노르아드레날린이다. 스트레스를 받으면 혈압이 올라가고 땀이 나며 심장이 두근거리는 것은 이러한 호르몬의 작용 때문이다. 이것은 우리 몸이 스트레스에 대항하거나 피하려고 할 때 나타나는 반응이다.

여기서 알 수 있는 것은 **교감신경이 긴장하면 코르티솔, 아드레날린, 노르아드레날린과 같은 스트레스 호르몬이 분비된다**는 사실이다. 따라서 강도 높은 스트레스를 오랫동안 받으면 병에 쉽게 걸린다.

감정을 억누르는 사람은
병에 잘 걸린다

병은 마음의 변화에 큰 영향을 받는다. 그리고 마음의 변화, 즉 감정은 호르몬과 관계가 있다.

호르몬은 상위와 하위로 분류되기도 한다. 시상하부, 뇌하수체처럼 뇌에서 분비되는 것이 상위 호르몬이며, 이 상위 호르몬이 뇌 이외의 갑상선, 부갑상선, 신장, 췌장, 생식샘(생식선) 등 몸의 여러 기관을 자극해서 분비되는 것이 하위 호르몬이다.

시상하부와 뇌하수체가 스트레스 회로의 일부라는 사실에서 알 수 있듯이, 이 두 기관은 감정과 밀접하게 연관되어 정신활동의 영향을 쉽게 받는다.

인류의 진화 과정을 보면 수렵 시대에 살았던 사람들은 수많은 위험에 노출되어 있었다. 맹수와 맞닥뜨리는 일도 자주 있었을 것이다. 생명의 위협을 받으면 공포와 분노라는 격렬한 감정이 일어난다. 이로 인해 호르몬이 분비되고 몸과 마음이 흥분 상태가 되어 반격을 하거나 도망치는 행동을 취하게 된다. 순간적으로 활동 역량을 최대치로 끌어올리는 데 감정이 도화선 역할을 하는 것이다.

호르몬은 이성으로 조절되는 것이 아니라 감정의 지배를 받는다. 즉 희로애락이 호르몬을 분비하는 뇌의 시상하부나 뇌하수체에 직접 영향을 주어 호르몬의 분비를 촉진한다. 슬픔이나 불안, 분노 등의 감정이 호르몬을 좌우하는 것이다.

이러한 감정 중에서도 **몸에 가장 나쁜 영향을 미치는 것은 분노**다. 화를 잘 내는 사람은 교감신경이 작용해 항상 긴장 상태에 있으므로 흥분계 호르몬이 많이 분비된다. 이 때문에 고혈압, 고혈당이 일어나며 소화관의 작용이 나빠지고 심장이 손상된다. 건강이 나빠지는 것은 당연한 일이다.

반대로 감정을 항상 억누르고 있는 사람도 위험하다. 감정을 억압하면 교감신경이 긴장 상태가 되기 때문이다. 화를 잘 내는 사람과 마찬가지로 흥분계 호르몬이 많이 분비되어 같은 병에 쉽게 걸린다. 직장에서 상사와 부하직원 사이에 끼어 자신을 늘 억압하는 중간관리직 남성이나 폭군처럼 구는 남편을 오랜 세월 참으며 살아온 여성은 건강을 해치기 쉬우므로 각별히 신경 써야 한다.

흥분이나 억압이 심하면 근육이 긴장해 어깨가 결린다. 어깨 결림이 오랫동안 계속되면 60세 이후에 파킨슨병(얼굴 표정이 거의 없

호르몬의 종류

내분비선			호르몬	
상위 호르몬	시상하부		뇌하수체전엽·중엽호르몬의 방출인자 또는 억제인자	
	뇌하수체	전엽	◎ 성장호르몬	
			갑상선자극호르몬	
			부신피질자극호르몬(ACTH)	
			생식샘자극호르몬	여포자극호르몬
				황체형성호르몬
			황체자극호르몬(프로락틴)	
		중엽	멜라닌세포자극호르몬(MSH)	
		후엽	항이뇨호르몬(바소프레신)	
			자궁수축호르몬(옥시토신)	
하위 호르몬	갑상선		○ 갑상선호르몬(티록신)	
	부갑상선		○ 부갑상선호르몬(파라토르몬)	
	부신	수질	○ 아드레날린	
			○ 노르아드레날린	
		피질	○ 당질코르티코이드(코르티솔 등)	
			○ 무기질코르티코이드(알도스테론)	
	췌장 (랑게르한스섬)	베타세포	◎ 인슐린	
		알파세포	○ 글루카곤	
	생식샘	정소	◎ 남성호르몬(테스토스테론)	
		난소	◎ 여성호르몬	여포호르몬(에스트로겐)
				황체호르몬(프로게스테론)

○ 교감신경 지배(흥분계)
◎ 부교감신경 지배(진정계)

으며, 머리를 앞으로 내밀고 몸통과 무릎이 굽은 자세와 보폭이 작은 독특한 걸음걸이가 특징이다)에 걸릴 위험이 높다.

    따라서 자주 화를 내고 불안해하거나, 반대로 자신의 감정을 지나치게 억누르는 생활은 위험하다. 마음의 여유를 가지고 느긋하게 생활하는 것이 건강을 위해서도 좋다.

숙면이
몸에 좋은 이유

호르몬은 주로 단백질로 이루어져 있다. 분자량이 커서 분비량이 아주 적어도 혈액 속에 방출되면 오래 견딜 수 있기 때문에 우리 몸 구석구석을 누비며 여러 기관이나 장기에 영향을 준다.

우리 몸의 반응은 순간적으로 신경을 통해 일어나는 것과 혈액 속을 흐르는 생리활성 물질(우리 몸이 자연스럽게 만들어내는 천연물질)에 의해 일어나는 것이 있다. 그리고 호르몬은 대표적인 생리활성 물질이다.

이 호르몬은 자율신경과 밀접한 관계가 있다. 스트레스를 받으면 교감신경이 자극받아 몸과 마음이 긴장 상태가 된다. 그러면 뇌나 몸의 여러 장기에서 호르몬이 분비되어 변화를 가져온다. 반대로 편안하게 쉴 때는 부교감신경이 활성화되어 부교감신경의 지배를 받는 호르몬이 혈액 속으로 분비된다.

예를 들어 불안이나 분노 등으로 흥분해서 심장이 두근거리거나 벌컥 성이 날 때는 교감신경이 작용하는데, 이때 분비되는 호르몬에는 부신피질호르몬인 당질코르티코이드(코르티솔, 코르티코스테로이드, 코르티손 등)나 부신수질에서 분비되는 아드레날린, 갑상선호르몬 등이 있다. 반대로 안정 상태에서는 부교감신경이 작용하므로, 부교감신경의 지배를 받는 호르몬인 성장호르몬, 성호르몬(남성호르몬, 여성호르몬), 인슐린 등이 분비된다.

이처럼 **호르몬에도 교감신경의 지배를 받는 흥분계 호르몬과 부교감신경의 지배를 받는 진정계 호르몬이 있으며,** 종류는 흥분계 호르몬이 훨씬 많다.

지속적인 스트레스로 흥분했을 때 가장 먼저 분비되는 것은 부신피질호르몬이다. 부신피질호르몬인 스테로이드호르몬(당질코르티코이드 = 코르티솔)은 간에서 단백질의 당화를 촉진해 혈액 속에 당을 방출하므로 혈당치를 상승시킨다.

또한 흥분 상태일 때 후두의 아랫부분에 있는 갑상선에서는 갑상선호르몬(티록신)이 분비된다. 갑상선호르몬은 신진대사를 활발히 하는 기능이 있기 때문에 맥이 빨라지고 혈압이나 혈당치도 올라간다.

갑상선호르몬이 비정상적으로 분비되는 병으로는 갑상선 기능 항진증이 있다. 신진대사가 지나치게 활발해져 심장이 빨리 뛰고 땀을 많이 흘리거나 손끝이 떨리며, 음식을 많이 먹는데도 체중이 줄고 쉽게 피로를 느끼거나 안구 돌출 등의 증상을 보인다.

교감신경이 우위가 되면 혈류가 원활하지 않아 얼굴이 창백해지고, 침 분비량이 줄어들어 소화흡수가 잘되지 않으며, 장의 연동운동이 억제되어 변비에 걸리기도 한다. 스트레스를 지속적으로 받으면 변비가 생기거나 식욕이 떨어지는 것은 이러한 호르몬의 작용 때문이다.

흥분 상태가 계속되면 잠이 잘 오지 않고 피로가 축적되어 심장에 큰 부담을 줄 수 있다. 당뇨병이나 고혈압의 위험도 커진다. 이 상태가 오래 지속되면 협심증, 부정맥, 심지어는 심근경색이나 뇌졸중 같은 중병으로 이어지는 경우도 있다.

이처럼 교감신경의 지배를 받는 호르몬이 계속 분비되면 여러 가지 문제가 발생한다. 건강한 사람이라면 이러한 호르몬이 어느 정도까지는 몸과 마음에 활력을 더해줄 수 있지만, 과도하게 분비되면 면역력이 점점 약해진다.

반대로 안정 상태에서는 부교감신경이 작용하므로 혈액 순환이 원활해지고 소화 활동이 활발해진다. 안정 상태에서 분비되는 호르몬 가운데 대표적인 것은 성장호르몬이다. 성장호르몬은 잠잘 때 분비되며, 밤 2시쯤 가장 많이 분비된다. 성장호르몬은 어린이의 성장을 촉진할 뿐 아니라 성인의 세포를 활성화시키는 역할도 한다.

잠을 충분히 자면 피부에 탄력이 생기고 윤기가 흐르는데, 이것은 성장호르몬의 작용 덕분이다. 반대로 밤을 새우거나 잠이 부족하면 피부가 거칠어지는 것은 성장호르몬이 충분히 분비되지 못했기 때문이다.

세포의 젊음을 유지하는 데는 성장호르몬이 작용한다. 성장호르몬은 몸을 따뜻하게 하면 더 잘 분비되므로, 반신욕 등으로 몸을 따뜻하게 한 다음 잠자리에 드는 것이 좋다.

호르몬의 분비와
하루 변화

우리는 낮에는 활동하고 밤에는 휴식한다. **자율신경의 리듬도 낮에는 교감신경이 우위가 되고 밤에는 부교감신경이 우위가 된다.** 호르몬의 분비도 이러한 리듬을 따라가므로, 낮에는 교감신경의 지배를 받는 호르몬이 활발히 분비되고, 저녁부터 밤 시간에는 부교감신경의 지배를 받는 호르몬이 분비된다.

아침에 잘 일어나지 못하거나 밤에 쉽게 잠을 이루지 못하는 사람은 호르몬의 균형이 깨진 상태다.

교감신경의 지배를 받는 부신피질호르몬은 새벽 4시쯤에 분비량이 최대치에 달해, 해가 뜨면 활동을 시작할 수 있도록 몸에 활력을 준다. 한편 **부교감신경의 지배를 받는 남성호르몬이나 여성호르몬 같은 성호르몬은 한밤중에 분비된다.** 따라서 여성은 잦은 야근으로 수면이 부족

호르몬의 작용과 하루 동안의 변화

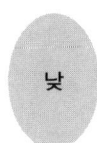 낮 　 교감신경 지배 　 흥분계 호르몬 　 갑상선호르몬 …… 물질대사 촉진
아드레날린 …… 심장박동 촉진, 혈압 상승
코르티솔 …… 혈당치 상승
글루카곤 …… 혈당치 상승 　 ➡ 과립구 증가

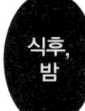 식후, 밤 　 부교감신경 지배 　 진정계 호르몬 　 성장호르몬 …… 성장 촉진, 세포의 활성화
인슐린 …… 혈당치 억제
남성호르몬 …… 남성스러움, 근육의 발달
여성호르몬 …… 여성스러움 　 ➡ 림프구 증가

해지면 여성의 특성이 약화되어, 피부 상태만 나빠지는 것이 아니라 정서적으로도 무미건조해지고 심할 때는 생리가 멈추기도 한다.

또한 앞에서도 여러 차례 이야기했듯이 백혈구 중에서 과립구는 교감신경의 지배를 받고, 림프구는 부교감신경의 지배를 받는다. 즉 **자율신경과 호르몬, 그리고 면역 시스템의 백혈구는 하루를 주기로 서로 연동하고 있다.**

감기에 걸렸을 때 충분히 잠을 자면 낫는 것은 림프구가 활발하게 작용하기 때문이다. 반대로 낮 동안에 스트레스를 심하게 받으면, 교감신경이 자극을 받아 과립구가 과잉 반응을 일으켜, 상처가 있는 경우에는 염증이 심해지고 치주염이나 치질이 있는 경우는 더 악화되기도 한다.

　낮에 활기차게 일할 수 있도록 밤에는 긴장을 풀어 마음을 안정시키고, 낮 동안에 쌓인 피로를 풀 수 있도록 몸의 리듬을 조절하는 것이 바로 자율신경이다.

울보가 건강하다?

평소 생활이 안정되어 있으면 희로애락의 감정이 격렬하게 분출될 일이 없겠지만, 인간관계가 꼬이거나 슬픈 일이 있으면 감정의 기복이 생길 수밖에 없다. 그리고 일상생활에서는 노여움이나 불안 같은 감정에 사로잡혀 교감신경이 긴장되면서 갑상선호르몬이나 부신피질호르몬이 분비되는 경우가 많다. 반대로 무기력, 자신감 상실, 절망에 빠져 있을 때처럼 부교감신경에 치우친 경우도 있다.

　불안을 느낄 때는 보통 교감신경이 긴장해 있다. 그런데 불안이 지나쳐 슬픔을 느끼게 되면 우리는 눈물을 흘린다. 울음으로 교감신경을 가라앉히는 것이다. 나는 이것을 부교감 반사라고 부른다. 울거나 웃는 것은 모두 부교감 반사로, 교감신경이 긴장해 있는 상태를 단숨에 부교감신경 우위로 바꿔버리는 작용을 한다. 인간은 이런 식으로 균형을 유지하고 있는 것이다.

　슬픈 감정을 억누르고 참다 보면 눈물도 나오지 않는다. 이렇게 되면 교감신경의 긴장 상태에서 벗어날 수 없다. 결국에는 건강을 해치고 병을 얻게 될 뿐이다. **슬픈 일이 있을 때 실컷 울고 훌훌 털어버릴 수 있는 사람은 병에 잘 걸리지 않는다.**

　그러나 털어버리지 못하고 슬픔에 잠겨 있으면 생기나 활력이 점차 사라진다. 그러면 백혈구 수도 감소하는데, 우리 몸의 상태는 백혈구에도 좌우되므로 더더욱 악순환에 빠진다. 활기차고 즐겁게 생활해야 백혈구 수를 충분히 유지할 수 있음을 명심하자.

둔감한 사람은
오히려 오래 못 산다?

 그렇다면 스트레스에 민감한 사람이 단명하고, 스트레스에 둔감한 사람이 더 오래 살까? 그렇다고 말하기는 힘들다.
 원래 생물은 생명의 위협을 느낄 정도로 큰 위험에 부딪히면 스트레스를 받아 이러한 위험이나 불안을 극복하려고 한다. 아드레날린이나 노르아드레날린이 분비되는 것은 위험에 대처하기 위해서다. 따라서 이러한 호르몬은 짧은 시간 동안만 분비된다. 일시적으로 격렬한 분노가 끓어오르고 머리에 피가 솟구치는 일이 있어도, 이러한 상태는 길어야 30분을 넘지 않는다. 그렇지 않고 허구한 날 화만 낸다면 혈압이 올라가고 심장에 큰 부담을 줄 것이다.
 한편 코르티솔이 분비되는 '시상하부 → 뇌하수체 → 부신피질' 회로는 스트레스를 지속적으로 받을 때 작동한다. 즉 스트레스를 받으면 먼저 아드레날린이나 노르아드레날린이 분비되고 이것이 좀 더 지속되면 코르티솔이 분비되는데, 이 역시 코르티솔을 분비해 스트레스를 완화하려는 우리 몸의 방어 반응이다. 하지만 분비량이 지나치게 많아지면 혈압을 높여 동맥경화를 일으키거나 면역력을 떨어뜨린다.

현대사회에서 스트레스를 전혀 받지 않고 산다는 것은 거의 불가능하다. 물론 집에 틀어박혀 일도 하지 않고 누구와도 접촉하지 않으며 게임처럼 자신이 좋아하는 것만 하고 산다면 확실히 스트레스도 덜 받을 것이다. 은퇴 후 경제적인 걱정 없이 유유자적한 생활을 할 수 있다면 스트레스에서 자유로울지 모른다. 그러나 설령 이런 생활이 가능하더라도 최소한의 인간관계를 맺으며 살아가는 한 스트레스가 전혀 없을 수는 없다.

스트레스를 받아도 오래 쌓아두지 않고 그 자리에서 털어버릴 수 있다면 건강을 해칠 일도 면역력이 떨어질 일도 없다. 따라서 스트레스에 민감한 사람이 위험을 재빨리 감지해 오히려 건강하게 장수할 수도 있고, 반대로 스트레스에 둔감한 나머지 몸의 이상을 알아차리지 못해 결국 병에 걸리거나 목숨을 잃을 수도 있다.

심각한 우울증에
걸리기 쉬운 성격

일반적으로 스트레스에 별 영향을 받지 않을 정도로 다소 둔감하고 정신적으로 강한 사람은 교감신경이 우위에 있는 사람이다. 반대로 사소한 일에도 민감하게 반응하고 스트레스에 약한 사람은 부교감신경이 우위에 있는 사람이다.

나는 원래 부교감신경이 우위에 있는 신중파로 스트레스를 쉽게 받는 타입이다. 지금은 스트레스를 받아도 쉽게 털어버리지만, 예전에는 무슨 문제만 생기면 발끈해서 혈압이 오르고 밤마다 줄기차게 화장실로 달려가곤 했다.

신경이 예민한 사람은 작은 일에 쉽게 상처를 받는다. 그만큼 스트레스에 약한 편이다. 이런 사람들은 평소에 활력이 부족하고 우울한 기분을 자주 느낀다. 이 때문에 우울증에 걸리는 사람은 신경이 예민한 타입일 거라고 생각할지도 모르겠다.

물론 얌전하고 신경이 예민한 사람은 항상 자신의 감정을 억누르다가 나중에는 우울증에 빠지기도 한다. 그러나 이런 타입은 원래 활기에 넘치는 경우는 거의 없고 우울한 상태가 보통이므로, 우울증에 걸려도 크게 심각하지 않은 경우가 많다.

심각한 우울증에 걸리는 사람은 의외로 평소에는 자신감 과잉에 조증과 우울증의 기복이 심한 경우다. 흔히 말하는 조울증 타입으로, 이런 사람은 보통 때는 밝고 명랑하며 일도 정력적으로 척척 해치우지만, 어떤 일로 상처를 받으면 완전히 침울해진다.

예를 들어 믿었던 사람에게 배신을 당했다고 느끼면 상대를 절대 용서하지 않고 깊이 원망한다. 따라서 우울 상태가 되면 평소의 태도와는 대조적으로 그만큼 더 심각해지는 경향이 있다.

사람의 성격은 선천적인 유전적 기질과 환경에 의한 후천적 성격이 반반이라는 것이 정설이다. 살고 있는 지역의 기후 풍토 등도 영향을 미칠 것이다.

예전에 나는 센다이에 살았던 적이 있는데, 그곳 사람들은 평소에는 활기찬 조울증 타입이 많았다. 반면에 지금 살고 있는 니가타 사람들은 얌전한 우울증 타입이 많은 것 같다. 센다이는 태평양에 접하고 있어 겨울에도 맑은 날이 많아 아무래도 교감신경이 우위인 상태가 일상적이라고 할 수 있다. 반면 니가타는 동해에 접하고 있어 맑은 날이 적은데, 날씨 탓인지 얌전하고 인내심 강한 사람이 많은 편이다. 즉 부교감신경이 우위인 상태라 할 수 있다.

주관적인 생각일지 모르겠지만, 센다이에서 연구 생활을 할 때 내가 지도했던 학생들은 밝고 활기찼지만 조금만 힘든 일이 있으면 우는 소리를 했다. 그런데 니가타 학생들은 불평 한마디 없이 묵묵히 자신의 도리를 다한다. 여기에 감탄해서 한 학생을 후계자로 점찍어두고 일을 계속 시켰더니, 힘들다거나 일을 덜어달라는 말 한마디 없다가 어느 날 갑자기 학교를 그만둬버리는 일이 몇 번이나 있었다. 그렇게 힘들어하는 줄도 모르고 일을 맡긴 나도 미련하지만, 1년만 더 열심히 하면 학위를 딸 수 있는데 포기하는 것이 참으로 안타까웠다.

이렇게 보면 어떤 성격이 더 좋다, 나쁘다고 딱 잘라 말할 수 없다. 어디까지나 내 경험에 따른 것이기는 하지만 기후 풍토도 성격에 영향을 주는 것 같고, 무엇보다 학생들을 지도하는 입장에서는 그 사람의 성격에 맞게 지도해야겠다는 생각이 든다.

사람의 장점이나 단점을 파악할 때는 사람의 성격과 기질에 대한 이해가 뒷받침되어야 한다. 밝고 낙천적인 사람이 원래 스트레스에 둔감한 편이므로, 사소한 일에 끙끙대지 않고 세상을 쉽게 살아가는 것 같다. 그러나 이러한 낙관성이 둔감함이나 경솔함으로 이어지면 예기치 못한 실패나 함정에 빠질 수 있다.

반면에 소심하고 비관적인 사람은 늘 스트레스 때문에 힘들어한다. 그러나 이러한 비관성이 신중한 행동으로 이어져 쓸데없는 위험을 자초하지 않기 때문에 안전하게 살 수 있다. 따라서 스트레스에 대처하는 방법은 그 사람의 성격에 따라 다를 수밖에 없다.

웃어라,
병이 멀어진다

대부분의 사람들은 교감신경의 긴장 상태가 더 길기 때문에, 충분히 자고 휴식을 취하며 맛있는 음식을 먹고 술도 적당하게 즐기는 것이 좋다. 부교감신경의 지배를 받는 호르몬이 많이 분비되어 림프구가 활발하게 활동할 수 있기 때문이다.

먹는 것을 좋아하고 자기 스타일대로 인생을 살아가며 화를 잘 내지 않는 사람은 부교감신경이 활성화되어 성장호르몬이나 성호르몬 등이 잘 분비되므로, 피부에 윤기가 흐르고 뽀얗고 통통한 경우가 많다. 이런 타입은 비교적 수명이 길다.

대체의학의 권위자인 오비쓰 료이치 선생이 이 타입으로, 오비쓰 선생은 고기를 무척 좋아해 점심으로 돈가스덮밥을 즐기고 스테이크도 자주 먹는 데다, 매일 밤 맥주를 마실 정도로 애주가다.

그래서인지 살집도 꽤 있는 편이지만, 예순이 넘은 나이에도 젊은 이 못지않게 건강하다. 병원을 경영하고 환자를 진찰하는 등 정력적으로 일을 해나가려면 활력을 보충해야 하는데, 그러려면 잘 먹어야 하기 때문이다.

오비쓰 선생은 늘 싱글벙글 웃는 얼굴에 온화한 성품으로 화내는 일이 거의 없다. 오비쓰 선생은 의학에 대한 독자적인 생각을 가지고 있으며, 우주의 섭리에 따라 살아간다. 또한 치료에 기공(氣功)을 도입해 생활 속에서도 실천하고 있다. 따라서 정신적으로 매우 안정되어 있기 때문에 화를 내거나 당황하는 일이 없다. 스트레스를 모조리 무(無)로 돌릴 수 있는 힘으로 가득 차 있는 것이다.

공격적이고 근육질인 사람은 억지로 무리하기 때문에 교감신경이 항상 흥분 상태에 있다. 또한 산소의 소비량이 늘어나고 활성산소가 많아지면서 산화가 쉽게 진행되어 피부색이 거무칙칙하다. 교감신경의 지배를 받는 호르몬이 계속 분비되면 고혈압, 고혈당이 되어 생활습관병으로 이어진다. 일을 지나치게 하는 사람이 당뇨병이나 심장질환에 걸리는 경우가 많은 것은 이 때문이다.

예를 들어 암이 심각한 병이기는 하지만, 그렇다고 그것을 한탄하고 슬퍼하면서 왜 자신이 이런 일을 당해야 하는지 분노하기만 한다면, 자율신경과 호르몬의 흐름이 더 나쁜 방향으로 향하게 된다. 반면에 암에 걸린 후 생활습관을 바꾸게 된 것을 감사하며 긍정적으로 살아가면, 호르몬도 좋은 쪽으로 작용해 암이 치료되는 경우도 있다.

　똑같이 불운을 겪더라도 스트레스에 어떻게 대처하느냐에 따라 결과는 전혀 다르게 나타난다. **분노도 억압도 지나치면 독이 된다.** 마음을 넉넉하게 가지고 인생을 즐기는 것이 건강하게 장수할 수 있는 비결이다.

제4장

몸의
소리를
듣는
힘

감성을 잃어버리면
병에 걸린다

현대인이 병에 걸리는 것은 지식 만능, 과학 만능이라는 독에 물들어 자신의 몸과 마음에 대한 감성을 잃어버린 결과라고 생각한다.

갑작스러운 사고나 유행병 같은 것은 막을 방법이 없다. 하지만 현대인이 많이 걸리는 **암이나 고혈압, 당뇨병 등의 생활습관병은 몸의 소리를 듣지 않고 자신의 몸을 마구 혹사한 결과**다. 몸의 소리에 둔감해져 있기 때문에 병에 걸리는 것이다.

그런데도 나쁜 생활습관이나 업무 방식을 그대로 유지하는 것은 감성이 둔하다고밖에 할 수 없다. "누가 무리를 하고 싶어서 하나? 힘들어도 방법이 없으니 과로를 하는 거지"라고 반박하는 사람도 있을 것이다. 물론 이런 생활을 강요하는 것이 사회라면 사회 전체의 감성이 둔해진 것이라 할 수 있다. 하지만 많은 사람들이 과로에만 그치지 않고 자기 몸을 혹사하는 생활까지 하고 있는 것은 문제다.

1장에서도 이야기했지만, 몸에 가장 나쁜 생활습관이 밤늦게까지 깨어 있는 것이다. **현대인의 모든 병은 여기에서 비롯된다**고 해도 지나치지 않다. 늦게까지 일하고 집으로 돌아가서는 컴퓨터로 인터넷을 하거나 게임을 하면서 스트레스를 해소하려는 사람이 많은데, 그 결과는 질병이라는 것을 잊지 말아야 한다.

일본은 세계에서 조명이 가장 밝은 곳이다. 미국의 가정에서는 스탠드로 불을 밝힌다. 일본 사람들이 늦게까지 깨어 있는 데는 밝은 조명도 큰 몫을 하는 것 같다. 방이 대낮처럼 밝으니 잠자리에 드는 시간도 늦어지게 된다.

늦게 자면 당연히 아침에 일어나기가 힘들다. 아직 부교감신경이 우위 상태이기 때문에 정신이 멍하고, 식욕이 없어 아침도 거르게 되므로 하루의 시작이 유쾌하지 않다. 게다가 수면시간이 만성적으로 부족하기 때문에 항상 몸이 무겁고 나른하다.

이런 생활을 계속하다 보면 머지않아 몸에서 가장 약한 부분이 고장을 일으켜 비명을 지른다. 젊은 사람도 예외는 아니다. 20대라도 밤에 아르바이트를 하는 사람은 병에 쉽게 걸린다. 최근에 고환암에 걸린 20대 남성들의 상담이 많아졌는데, 이들은 대부분 편의점이나 심야영업을 하는 식당에서 철야로 아르바이트를 하며 밤낮이 완전히 뒤바뀐 생활을 하고 있었다.

다시 말하지만 현대인에게 가장 위험한 생활습관은 밤늦게까지 깨어 있는 것이다. 게다가 컴퓨터나 게임을 하느라 그런 것이라면 병에 걸릴 위험은 더더욱 커진다. 이러한 생활을 계속하고 있다는 사실 자체가 인간 본연의 감성을 잃어버리고 있다는 증거다.

피부 트러블이나
변비는 몸의 비명

무리를 하면 우리 몸은 반드시 반응을 하게 마련이다. 피부가 거칠어지고 거무칙칙해진다. 여성뿐만이 아니라 남성도 마찬가지다. 남성의 경우는 면도자국에 염증이 생기기도 하는데, 건강한 피부라면 면도를 해도 상처가 잘 생기지 않는다.

부스럼이 생기는 것도 몸이 안 좋다는 증거다. 이것이 반복되면 고름이 생겨 자국이 그대로 남는다. 설사나 변비 증상 등 위장 상태가 나빠지기도 한다.

이처럼 **우리 몸은 얼굴색이나 피부색, 설사나 변비 등으로 건강 상태를 알려준다.** 하지만 안타깝게도 현대인은 몸이 내는 소리에 너무나 둔감하다.

몸이 건강한 사람은 어느 정도 무리를 해도 병에 쉽게 걸리지 않지만, 몸이 약한 사람은 심각한 병에 걸릴 수도 있다. 피부 트러블 정도는 별것 아니라고 무시하며 생활을 전혀 바꾸지 않는다면 큰 병에 걸릴 위험도 커질 수밖에 없다.

자신의 몸 상태는 스스로 느낄 수 있다. 얼굴색이 나빠지고 설사나 변비가 계속되거나 피로가 풀리지 않는 등 평소와는 다른 특징이 나타나기 때문이다. 이런 상태가 지속될 때는 일찍 퇴근하고 주말에는 푹 쉬면서 몸을 돌보는 것이 좋다. 물론 일벌레에게는 이것도 쉬운 일이 아니다. 항상 자신보다는 주변의 상황에 맞춰 무리를 하게 되기 때문이다.

피로나 스트레스를 특별히 느끼지 않는데도 몸에 이상이 나타난다는 것은 문제가 있다는 말이다. 몸의 이상은 우리가 들어주기를 바라며 몸이 내지르는 비명이다. 지금 우리에게 필요한 것은 몸이 내는 소리에 귀를 기울일 줄 아는 민감한 감성이다.

약으로
감기를 억누르는 것은 주객전도

평소 감기에 잘 걸리는지 아닌지, 또는 감기에 걸려도 금방 낫는지 오래 가는지 등을 보면 그 사람의 면역 상태를 알 수 있다.

주변 사람들이 다 감기에 걸려도 혼자만 멀쩡한 사람이 있는데, 이런 사람은 대부분 면역력이 높다. 나 역시 최근 몇 년 동안 주변 사람이 다 감기로 앓아누워도 한 번도 감기에 걸리지 않았다. 면역 이론을 연구하면서부터 몸의 소리에 귀 기울이고 면역력을 높게 유지한 덕분이다.

감기에 걸리지 않는 것은 대식세포가 활성화하고 있기 때문이다. 림프구로 감기 바이러스를 처리해야 할 단계까지 가기 전에 대식세포가 먼저 바이러스를 처리하는 것이다.

백혈구, 더 정확히 말하면 백혈구의 약 5퍼센트 정도를 차지하는 대식세포는 우리 몸이 건강하다는 것을 보여주는 지표라고 할 수 있다. 개체 전체가 건강하다는 것은 대식세포가 활성화하고 있는 상태를 뜻한다. 그러면 감기 바이러스가 몸에 들어와도 림프구를 사용하기 전에 차단할 수 있다.

대식세포는 우리 몸의 에너지를 반영한다. 항상 바쁘게 일하면서도 감기에 잘 안 걸리는 것은 그 사람의 대식세포가 활성화하고 있기 때문이다.

그러나 바쁜 정도가 지나치면 문제가 발생한다. 열심히 일하는 사람은 항상 교감신경이 긴장해 있으므로 백혈구 수가 늘어나 있다. 백혈구 중에서도 과립구가 많아진 상태다.

이것이 균형을 크게 벗어나지 않을 동안에는 괜찮지만, 계속 무리하게 되면 과립구가 지나치게 늘어나 활성산소가 조직을 손상시킨다. 감기는 안 걸릴지 모르겠지만, 어느 날 갑자기 암 같은 큰 병에 걸릴 위험이 높다. 따라서 평소 감기에 걸리지 않는 사람이라도 과로로 항상 교감신경이 긴장해 있다면 주의가 필요하다.

내 경우는 무리하지 않으려고 신경을 쓰면서부터 백혈구 수가 항상 균형을 유지하고 있다. 똑같이 감기에 걸리지 않는 경우에도, 몸에 여유가 있어서 감기에 걸리지 않는 사람과 체력을 한계까지 쓰면서 감기에 걸리지 않는 사람은 완전히 다르다. 그 차이는 얼굴색을 보면 알 수 있다.

한편 **감기에 잘 걸리고 고열이 자주 나는 사람은 부교감신경에 치우친**

생활을 하는 탓에 체온이 낮은 경우가 많다. 과립구가 감소해 백혈구 총수가 적기 때문에 겉보기에는 림프구의 비율이 높다. 감기 바이러스가 들어오면 우리 몸은 열을 내서 바이러스와 싸우는 힘을 만들어내는데, 림프구의 비율이 높으면 과잉 반응을 일으켜 즉시 고열이 난다.

아이들이 감기에 걸렸을 때 고열이 나는 것은 림프구의 비율이 높기 때문이다. 그러나 어른이 되면 고열이 나는 일이 거의 없다. 림프구의 비율이 낮아지기 때문이다.

고열이 날 때 해열제를 복용하면 오히려 감기를 오래 끌게 된다. 참을 수 있을 정도라면 해열제는 먹지 않는 편이 좋다. 도저히 견디지 못해서 일시적으로 복용하는 것은 어쩔 수 없지만, 40도 가까이까지는 되도록 참아보자. 몸은 힘들게 체온을 높여서 림프구가 활약하기 쉽도록 면역력을 높이고 있는데, 해열제로 열을 낮추면 그 힘이 약해진다. 열이 좀 나더라도 3일만 참고 누워 있으면 대부분의 감기는 낫는다.

감기를 낫게 하는 약이란 없다. 열이 높으니 해열제를 먹고, 감기나 콧물 같은 증상을 억제하기 위해 약에 의존하는 것이다. 이렇게 일시적으로 증상을 억제해도 무리해서 회사에 나가면 감기는 낫지 않는다. **약은 면역력을 떨어뜨릴 뿐이다.** 약으로 감기를 억누르는 것은 주객전도다. 감기에 걸렸을 때 가장 빨리 회복하는 방법은 몸도 마음도 푹 쉬는 것이다.

무기력한 20대는
백혈구 수가 적다

이삼십 년 전까지만 해도 20대는 면역력이 높아서 큰 병에 걸리는 경우가 드물었다. 그런데 요즘에는 무기력하고 면역력이 낮은 젊은이들이 늘고 있다.

20대에 병에 걸리는 사람은 어렸을 때부터 몸을 별로 움직이지 않았던 경우가 많다. 요즘 초등학생들은 집, 학교, 학원을 왕복하면서 노는 것이라고 해봤자 집 안에서 게임 삼매경에 빠지는 것이 고작이다. 운동도 전혀 하지 않고 몸을 단련할 기회가 거의 없다. 이런 아이는 성인이 되어도 근육의 양이 적어서 피로를 쉽게 느끼게 된다. 그 때문에 걷거나 몸을 움직이기 싫어한다. 당연히 기력이나 활력이 떨어진다.

이런 사람은 체력도 문제지만, 스트레스에도 약해 사소한 일에도 좌절하거나 자신을 망치는 경우가 많다. 니트족(NEET, Not in Employment, Education or Training: 직장인도 학생도 아니며, 일할 의지도 없는 젊은 사람들) 중에도 몸을 단련하지 않고 성장기를 보낸 사람들이 많다. 체력도 기력도 없기 때문에 험난한 사회를 좀처럼 헤쳐 나가지 못하는 것이다.

사람은 몸을 움직여 신체의 각 기능을 유지한다. 즉 운동을 하지 않으면 몸의 기능을 높일 수 없다. 몸을 움직이지 않으면 면역력도 자연히 저하되고, 면역력이 떨어지면 기력도 생기지 않는다.

다행히 젊은 나이라 병에 걸리지 않았다 해도 무기력 상태에 있다는 것은 면역력이 낮다는 증거다. 면역 상태는 백혈구를 보면 알 수 있다.

앞에서도 이야기했듯이 우리 몸은 각각의 세포가 특수화되어 있다. 그중에서 유일하게 특수화되지 않은 것이 백혈구이므로, 백혈구의 상태가 개체 전체의 상태를 반영하고 있는 셈이다. 백혈구 상태가 나쁘면 특수화된 세포에도 여러 가지 장애가 발생해 병에 걸린다.

백혈구의 수는 그 사람의 대사력과 비례한다. **건강한 사람은 백혈구 수가 많고, 활기가 없는 무기력한 사람은 백혈구 수가 적다.** 이것을 결정하는 것이 백혈구 가운데서도 비율이 가장 높은 과립구다. 과립구가 줄어 백혈구의 총수가 감소하면 림프구의 비율이 높아진다. 무기력 상태에서 림프구의 비율이 높은 것은 이 때문이다.

예를 들어 건강한 상태에서는 과립구, 림프구, 대식세포의 비율이 각각 약 60퍼센트, 35퍼센트, 5퍼센트이므로, 백혈구의 총수가 약 6,000개라고 하면 림프구의 수는 2,100개, 과립구는 3,600개, 대식세포는 300개다.

그런데 **무기력 상태가 되면 백혈구의 총수는 3,000개 정도로 떨어진다.** 그러면 림프구의 비율은 45퍼센트까지 올라가고 개수는 약 1,350개가 된다. 과립구의 비율은 50퍼센트로 떨어져 1,500개, 대식세포는 150개가 된다.

즉 백혈구의 총수가 절반이 됐을 때는 줄어든 3,000개 중에 2,100개가 과립구이며, 림프구도 750개 줄었다. 대식세포도 150개 감소했다. 림프구의 비율은 높아졌지만, 실제로는 세 가지 세포가 전부 줄어든 것이다.

따라서 림프구의 비율이 높다고 해도 결코 좋은 상태가 아니다. 백혈구 전체가 줄었다는 것은 몸 전체가 활기가 없는 상태이며, 부교감신경이 우위라고는 해도 편안한 상태라기보다 기운이 없는 무기력한 상태다.

이러한 사람은 체온이 낮고 감기에도 잘 걸린다. 감기에 걸리면 림프구의 비율이 높아서 고열이 난다. 체온이 낮아 림프구가 힘을 발휘하지 못하기 때문에, 고열을 내어 감기와 싸울 힘을 끌어내려는 것이다.

반면에 **활기차게 일하고 활동적인 사람은 백혈구 수가 8,000~9,000**

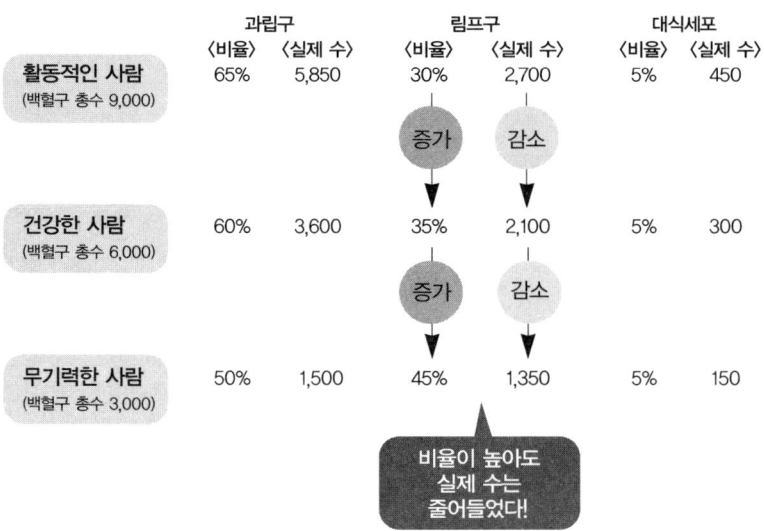

개에 달하기도 한다. 거의 최대치라고 할 수 있다. 이런 사람은 대식세포도 많으므로 감기에 잘 걸리지 않는다. 하지만 이 상태가 계속되면 과립구가 많기 때문에 활성산소로 조직이 쉽게 손상되어 어느 날 갑자기 암 같은 심각한 병에 걸릴 수 있다.

몸의 여러 요소들이 균형 잡혀 있고 **건강한 사람의 백혈구 수는 약 5,000~7,000개로**, 이 상태에서는 어느 정도 과로를 하더라도 쉽게 병에 걸리지 않는다.

이처럼 백혈구 수는 그 사람의 건강 상태를 알려준다. 면역력을 떨어뜨리지 않으려면 매일 산책을 하거나 일주일에 몇 번은 스포츠클럽에 가는 등 운동을 습관화해야 한다. 평소에 몸을 단련해서 백혈구 수를 적정 수준으로 유지하면, 감기에 걸려도 고열로 고생할 일이 없고, 무리를 해서 일을 해야 할 때도 견딜 수 있는 체력이 생긴다.

백혈구 수는
희로애락을 반영한다

백혈구는 우리 몸의 건강 상태뿐만 아니라 정신 건강과도 관계가 있다. 건강하고 활기차게 생활하는 사람은 굳이 혈액 검사를 하지 않아도 백혈구 수가 많을 것이라 예측할 수 있다.

반면에 무기력하거나 의기소침한 상태에서는 백혈구 수도 크게 감소한다. 우울 상태가 심각할 때는 백혈구 수가 5,000대에서 2,000대로 뚝 떨어지기도 한다. 이렇게 되면 당연히 면역력도 떨어진다.

거식증이 있는 사람도 백혈구 수가 2,000대까지 떨어진다. 먹지 않는다는 것은 생명 활동을 정지시키는 것과 같다. 따라서 몸의 기능을 유지할 필요도 없어지기 때문에 백혈구도 감소한다.

거식증으로 체중이 줄어들면 피부색이 검어진다. 공복감을 느낄 때는 교감신경이 긴장 상태가 되어 과립구의 비율이 높아지면서 활성산소에 의한 착색이 일어나기 때문이다. 그런데 체중이 한계까지 떨어져 더 이상 변하지 않으면, 과립구가 줄고 상대적으로 림프구의 비율이 높아지므로 부교감신경이 우위가 되어 피부색이 다시 밝아진다. 하지만 백혈구의 전체 수는 심각하게 감소한 상태다.

우리 몸의 세포는 뼈나 근육 등 여러 가지 기관으로 특화되면서 우리의 마음과 멀어지게 되었다. 실제로 희로애락이 뼈에 직접 영향을 주는 일은 없다. 근육도 그 자체가 우리의 감정을 반영하는 것이 아니라, 수축과 이완을 통해서 희로애락을 나타낼 뿐이다.

하지만 피부는 시간이 조금 걸리기는 해도 분명히 우리의 감정 상태를 나타낸다. 피부세포는 케라틴(머리카락이나 손톱, 피부 등을 형성하는 단백질)을 만드는데, 행복감을 느끼는 사람은 피부가 밝고 윤기가 흐르지만, 피로가 쌓여 있거나 걱정거리가 있고 슬픔에 잠긴 사람은 피부가 거칠다.

백혈구는 단세포생물 시대부터 존재하는 것으로 다른 세포처럼 특화되어 있지 않기 때문에, 희로애락의 감정이나 대사 등 모든 활동과 연동하고 있다. 이것이 지금까지의 연구를 통해 밝혀진 면역학의 특징이다.

백혈구에는 개체의 원점이 남아 있다. **백혈구 수는 우리 몸의 건강 상태뿐 아니라 마음의 건강 상태까지 알려주는 거울**이다. 백혈병처럼 백혈구에 병이 있는 경우를 제외하면 백혈구 수와 그 사람의 건강 상태는 밀접하게 연관되어 있다.

따라서 면역 연구를 계속하다 보면 어쩔 수 없이 삶의 방식 자체로 귀결된다. 백혈구가 건강한 상태에서 활동하려면 현미채식 같은 식생활과 운동도 중요하지만, 더 근본적인 것은 결국 그 사람의 마음 상태다.

생각을 바꾸면
백혈구가 늘어난다

 백혈구 수를 극단적으로 떨어뜨리는 항암제 치료나 방사선 치료는 몸뿐만 아니라 마음에도 영향을 미친다. C형 간염의 치료에 주로 사용되는 인터페론(바이러스 간섭 인자)도 백혈구를 손상시켜 그 수를 격감시키므로, 이것을 복용하면 몸 상태가 나빠지고 기분도 가라앉는다. 따라서 나는 이러한 치료는 최대한 피하는 것이 좋다고 주장하는 입장이다.
 인터페론은 바이러스 증식을 저지하거나 세포 증식을 억제하고 면역 시스템과 염증을 조절하는 물질로 사이토카인의 일종이다. 사이토카인은 면역 반응 등으로 세포에서 혈액 속으로 분비되는 단백질로, 종류가 상당히 많다. 분비된 사이토카인은 표적이 되는 세포에 여러 가지 생리 효과를 일으킨다.

인터페론은 '바이러스 간섭(Interference) 인자'라는 의미로, 현재 여러 종류의 인터페론이 의약품으로 승인되어 있다. C형 간염뿐만 아니라 암을 치료할 때도 항암제나 방사선과 함께 쓰인다. 그러나 인터페론 치료를 하면 항암제와 마찬가지로 백혈구를 공격해서 백혈구 수가 줄어들므로 기운이 없고 우울 증상이 생긴다.

이러한 치료를 받는 상태에서 몇 달밖에 생존하지 못한다는 말까지 들으면 너무나 절망한 나머지 백혈구 수가 더 줄어들어 체력이 급격히 떨어질 수 있다. 하지만 시한부 선고를 받아도 그보다 훨씬 더 오래 사는 사람들도 있다. 암을 고칠 수 있다는 희망을 버리지 않았기 때문이다. 마음먹기에 따라 백혈구가 늘어날 수도 줄어들 수도 있는 것이다.

물론 살다 보면 좌절하거나 분노하게 되는 일이 다반사다. 하지만 면역력에 가장 나쁜 영향을 주는 것은 화를 내는 것이다.

스이구 유쿠히로 씨는 온몸으로 전이한 폐암을 순전히 자신의 노력으로 완치시킨 사람이다. 그는 생명보험회사의 영업소에서 일하고 있었다. 그는 50세에 암에 걸렸는데, 지점장이 바뀐 후 극심한 스트레스를 받은 것이 발병의 원인이라고 짐작한다. 전 지점장 밑에서 최선을 다해 일하고 실적도 올렸는데, 새 지점장으로부터 "자네는 그전에 일을 열심히 하지 않았더군"이라는 말을 들은 것이다.

나름대로 일을 잘해 인정받았다고 생각했던 그로서는 큰 충격이었다. '그렇게 열심히 했는데 이런 말을 듣다니! 빌어먹을!' 이런 생각이 점점 심해져 걷잡을 수 없는 분노가 가슴속에 가득 차게 되었다. 결국 반년 후에 그는 폐암에 걸렸고 암은 순식간에 온몸으로 전이되었다. 분노의 감정을 계속 가지고 있으면 교감신경이 늘 긴장하게 된다. 분노를 차곡차곡 안에 쌓아두는 것은 이 정도로 몸에 나쁘다.

하지만 스이구 씨의 대단한 점은 그 후 사고방식을 완전히 바꾸었다는 것이다. '빌어먹을!'이라는 생각이 암을 만들었음을 깨달은 그는 암이 나았을 때를 상상하며 "여러분 덕분에 암이 나았습니다"라는 감사의 말을 항상 마음속으로 읊조렸고 입으로도 되뇌었다.

그러자 온몸에 퍼졌던 암이 깨끗이 사라졌다. 그의 인생도 달라졌다. 스이구 씨는 회사를 그만둔 뒤 빵 가게를 차려 몸에 좋은 효소빵을 만들기 시작했다. 그리고 자신의 경험을 책으로 써서 내게도 한 권 보내주었다.

죽음을 선고받은 암환자가 기적적으로 살아났다는 이야기를 들으면 놀랍기 그지없지만, 면역력인 백혈구와 마음의 관계를 생각하면 사실 기적 같은 일도 아니다.

화를 내고 분노한다는 것은 자신에게 상처 입히는 것과 같다. **항상 상사에 대한 불평불만으로 가득 차 있거나 부하직원이 못마땅해 늘 화만 내는 것은 오히려 자신에게 독이 된다.** 걸핏하면 화를 내는 사람은 건강을 유지하기 힘들다. 마음가짐은 이 정도로 몸에 중요하다.

지금 병으로 고통 받고 있는 사람이라면 이 책을 읽고 희망을 가지기를 바란다. 마음가짐을 달리하는 것만으로도 병의 흐름이 바뀔 수 있다. 이것이 이 책을 쓴 가장 큰 동기이기도 하다.

잘난 척하는 사람은
병에 잘 걸린다

권위적인 사고방식을 가진 사람도 병에 걸리기 쉽다. 최근에는 많이 나아졌지만, 얼마 전까지만 해도 구청 등에서 민원을 보는 공무원 중에는 권위적인 인상을 주는 사람이 많았다. 행정 역시 서비스업이라는 인식이 전혀 없었기 때문일 것이다.

공무원뿐만 아니라 관리직종에 오래 있다 보면 자신의 일에 대한 과도한 자부심과 획일적인 사고방식이 몸에 배기 쉽다. 물론 직장에 다닐 때는 이런 태도가 통할지 모른다. 하지만 지금은 정년 후에도 20년 이상 사는 시대다. 직장 생활을 할 때와 똑같은 태도를 고집하다가는 주변 사람들은 물론 가족조차도 외면할 것이다.

이런 사람들은 머리가 이미 굳어서 환경이 바뀌어도 적절한 대응을 하지 못하는 경우가 많다. **치매에 걸리기 쉬운 타입은 이처럼 융**

통성이 없고 머리가 굳은 사람들이다.

같은 직장인이라도 대기업의 부장급 이상이 되면 전립선 비대나 전립선암에 걸리는 사람이 많다. 직접 움직이지 않고 뭐든지 부하 직원에게 시키는 버릇이 생겨, 허벅지와 배 사이에 살이 많이 붙고 그 결과 혈액 순환에 문제가 생기기 때문이다. 커피를 타거나 복사 같은 것은 자신이 직접 하고 엘리베이터보다 계단을 이용하는 등 몸을 자주 움직이면 혈액 순환이 원활해지므로 병에도 잘 걸리지 않는다.

권위의식에 가득 차서 부하직원을 윽박지르고 호통만 치는 사람 역시 병에 잘 걸린다. 화를 내면 교감신경이 긴장해서 그때마다 혈압이 올라가 심장에 부담을 준다. 사람들에게 신뢰를 받거나 좋은 인상을 주기도 힘들다. 조직에 몸담고 있을 때야 괜찮겠지만, 그곳을 나온 순간 독불장군 취급을 받고 외톨이가 될 수도 있다.

잘난 척하는 사람은 병에 잘 걸릴 뿐만 아니라 사회생활을 하기도 힘들다. 자업자득이니 누구를 탓하겠는가.

몸을
움직여야 하는 이유

앞에서 이야기했듯이, 똑같이 건강하더라도 항상 느긋해 보이는 사람과 일과 사생활에서 정력적으로 활동하는 사람은 백혈구 수에서 차이가 난다.

활동적인 사람은 백혈구 수가 많고 체온도 높아 백혈구가 아주 활기차다. 백혈구 수가 8,000~9,000개라고 하면, 설령 림프구의 비율이 30퍼센트라고 해도 실제 수는 2,400~2,700개 정도로 많다. 이들 중에는 백혈구가 많게는 1만 개 이상 되는 경우도 있다. 그러면 림프구가 30퍼센트일 때는 3,000개, 20퍼센트로 떨어져도 2,000개나 된다. 즉 백혈구가 많아졌을 때 비율이 늘어나는 것은 과립구지만 림프구의 수도 많아진다.

내 경우는 백혈구 수가 5,000개로 림프구는 35.8퍼센트, 개수로는 1,840개다. 활동적인 사람보다 림프구의 비율은 높은 편이지만 림프구 수는 적다.

이처럼 활동적인 사람일수록 백혈구 수가 많은 것은 활동을 하다 보면 여러 가지 이물질이 들어올 위험성도 커지므로 면역력을 전체적으로 높일 필요가 있기 때문이다.

일반적으로 활기차고 에너지가 넘치는 사람은 먹고 마시는 것으로 스트레스를 해소한다. 그러나 많이 먹으면서 별로 움직이지 않는 사람도 있다. 집에 틀어박혀 운동도 하지 않고 게임만 하면서 간식을 즐기는 사람은 당연히 활력이 없다.

어느 정도 살집이 있고 활동적인 사람이 백혈구 수가 가장 많고, 근력도 있다. 물론 마른 체질이라도 바쁘게 일하면 백혈구 수는 많아진다. 그러나 움직이지 않는 사람은 백혈구 수가 적다. 우리 인간은 자신의 몸을 유지할 정도의 백혈구가 필요하므로, 살이 찐 사람이 움직이지 않고 마른 사람보다 백혈구 수가 더 많다.

한편 운동 부족으로 살이 찐 사람은 림프구의 비율이 높고, 마른 사람은 과립구의 비율이 높다. 림프구가 많으면 빈혈을 일으키기 쉽다. 일반적으로 살이 찌면 빈혈이 없을 거라고 생각하기 쉽지만, 움직이지 않는 사람은 활동성이 낮아 산소를 운반할 필요가 별로 없고 상처도 잘 나지 않으므로 적혈구나 혈소판이 감소한다.

빈혈이 심해지면 철분약을 복용하거나 수혈을 받아야 하며, 경우에 따라서는 비장 적출 수술을 받기도 한다. 적혈구나 혈소판은 비장에서 수명이 끝나므로, 소멸되지 않도록 비장을 아예 제거하는 것이다. 그러나 빈혈이 심해지는 것은 활동을 적게 하기 때문이다. 따라서 수술을 받지 않아도 열심히 움직이면 낫는다.

어느 정도는 몸을 움직여줘야 백혈구 수도 많아지고 면역력도 높아진다. 몸을 움직이는 것이 왜 중요한지는 이러한 사실로도 이해할 수 있을 것이다.

병은 생활방식이 잘못되어 있음을
알려주는 신호다

건강할 때는 하루하루 생활하는 데 바빠 건강이란 무엇인지, 병은 왜 걸리는지 돌아볼 여유가 거의 없다. 그러나 한번쯤은 우리 몸이 어떻게 이루어져 있고 어떤 과정을 거쳐 발병하는지 생각해보는 것이 좋을 것이다. 병으로 발전하는 메커니즘이나 낫는 과정을 안다면 병에 걸려도 빨리 대처하거나 극복할 수 있기 때문이다. 이것이 바로 몸의 소리를 듣는 힘이다.

야생동물은 인간처럼 의학 지식이 없어도 병이 나면 본능과 감성만으로 자연스럽게 대처한다. 몸의 소리를 받아들여 감각이 이끄는 대로 따라가기 때문이다.

우리 인간도 원래는 이러한 본능을 가지고 있었다. 그러나 현대인은 우리 인간이 만들어낸 것들을 과신한 탓에 인류가 오랫동안 살아온 세계와는 다른 세상에서 살게 되었다. 그 결과 우리 몸에 부담을 주게 된 것이다.

　게다가 몸에 어떤 이상이 생기거나 병에 걸리면, '병은 나쁜 것'이라고 생각하고 즉시 증상을 억누르려고 한다. 그리고 약이 해결해줄 거라고 믿는다. 예를 들어 항히스타민제(히스타민이 생성 또는 작용하지 못하도록 하는 물질. 히스타민은 외부자극에 대해 우리 몸이 신속한 방어를 위해 분비하는 물질로 혈관을 확장시킨다-옮긴이)는 혈관을 수축시키므로 일시적으로 두통이나 가려움이 사라지고 부기도 가라앉는다. 그러나 몸이 필요하기 때문에 혈관을 확장시키고 있는 것이므로, 이것을 억제하는 약효가 사라지면 증상이 또다시 나타난다. 그런데도 계속 약으로 그 순간만 넘기려고 하면, 낫는 것은 고사하고 증상이 점점 더 심해진다.

　병을 근본적으로 고치려면 이런 방법으로는 안 된다. 예를 들어 몸을 따뜻하게 해서 일단 통증이나 부기를 더 진행시켜야 한다.

　감기에 걸리자마자 의사에게 달려가 약을 처방받아도 크게 효과가 없거나 감기가 더 오래 가는 것은 대증요법이 림프구의 작용을 오히려 막기 때문이다. 열을 억지로 낮추거나 바이러스를 공격하면 면역력을 높일 모처럼의 기회를 눈앞에서 놓치는 격이다. 항바이러스제 같은 약은 면역력을 자극할 기회를 앗아가므로 감염이 더 심해져 또 다른 병으로 이어질 수 있다.

현대인은 몸의 소리를 있는 그대로 받아들이지 못하기 때문에 약으로

병을 제압하려고 한다. 감기에 걸리면 열이 조금 나더라도 해열제는 먹지 말고 몸을 따뜻하게 해서 림프구가 마음껏 싸울 수 있도록 안정하는 것이 좋다. 그러면 보통은 2~3일 안에 열이 내려가고 감기가 낫는다. 무엇보다 감기에 걸렸다는 것은 불규칙한 생활로 면역력이 떨어져 있다는 신호다.

병은 그 사람의 생활방식이 잘못되어 있다는 경고다. 따라서 병에 걸리면 가장 먼저 생활습관을 점검해봐야 한다. 그리고 혈액 순환을 원활히 해서 면역력을 활성화시키면, 증상은 자연히 진정되면서 병이 낫고 재발도 막을 수 있다.

제5장

의사나
약에
의존하지
않는
생활

고령자가 먹어도
괜찮은 약은 없다

현대는 고령 사회로 가고 있고, 그에 따라 의료비도 계속 늘고 있다. 개인병원은 물론이고 대학병원의 대기실에도 고령자만 눈에 띈다. 고령자에게는 건강이 가장 큰 관심사다. 게다가 직업전선에서 물러나 회사에 갈 필요도 없고, 특별히 바쁜 일도 없어 시간이 자유롭다. 조금만 몸이 안 좋으면 바로 병원에 달려가게 된다. 그리고 약을 받으면 안심한다.

그러나 약은 병을 근본적으로 낫게 하는 것이 아니다. 열이 있으면 열을 낮추고 통증이 있으면 통증을 멈추게 하는 등 기본적으로는 증상을 완화시키는 효과밖에 없다. 그리고 같은 약이라도 몸이 받는 부담은 젊고 건강한 사람이 먹는 경우와 몸이 약한 고령자가 먹는 경우가 완전히 다르다. 고령자에게는 약 자체가 큰 부담이 된다. **증상이 심할 때 어쩔 수 없이 2~3일 정도 먹어도 되는 약은 있어도, 만성적으로 먹어도 되는 약은 없다.**

그런데 어찌 된 일인지 우리 사회는 고령자일수록 약을 더 많이 달고 산다. 혈압 낮추는 약, 콜레스테롤 수치 낮추는 약, 허리디스크 약, 당뇨병 약, 진통제, 여기에 위장약까지 처방받아 식후마다 한 주먹씩 먹는다.

그러나 고령자가 먹어도 괜찮은 약은 단 한 종류도 없다. 고령자에게 약은 독이다. 약을 먹다 보면 몸 상태가 나빠지는 경우가 있는데, 이것을 부작용(副作用)이라고 생각하면 안 된다. 부작용이라고 하면 좋은 효과도 있을 수 있지만, 고령자가 먹는 약에 긍정적인 작용은 거의 없다고 봐야 한다.

약은 전혀 먹지 않는다는 각오가 필요하다

혈압이 높으면 대부분의 의사는 동맥경화의 위험이 있다는 이유로 혈압강하제나 혈액이 응고되지 않는 약을 처방한다. 그리고 이러한 약을 계속 복용해야 한다고 조언한다. 환자는 당연히 의사의 말을 따르게 된다. 약을 먹으면 혈압은 일정한 값 이하로 떨어지겠지만, 그 이후로도 계속 약으로 혈압을 억지로 내리게 된다.

일시적으로 혈압을 낮춘 그 시점에서 예전의 생활습관을 바꾸면 좋겠지만, 대부분은 약을 먹고 혈압이 내려간 것에 안심해서 똑같은 생활을 계속한다. 이래서야 건강해질 수도, 병이 나을 수도 없다.

예를 들어 혈압이 높아지는 것은 몸이 그 시점의 몸 상태에 맞게 조절하고 있기 때문이다. 늘 밤늦게까지 깨어 있거나 걱정거리로 교감신경이 긴장해 있으면, 온몸으로 운반되는 산소의 양이 많아지고 상처를 입었을 때와 마찬가지로 혈소판도 늘어난다. 이 때문에 혈압이 높아지고 혈액도 쉽게 뭉친다.

즉 이러한 증상이 나타나는 것은 교감신경의 긴장 상태가 계속되었기 때문이다. 잘못된 생활방식이 질병을 일으킨 것이다. 무리하게 일을 했거나, 스트레스를 계속 받았거나, 과식으로 살이 쪄서 심장에 부담을 줬거나 반드시 어떤 원인이 있을 것이다. 우리 몸은 여기에 적응하기 위해, 그럴 필요가 있기 때문에 혈압을 높이고 있는 것이다.

물론 이런 상태가 오래 가면 혈액 순환에 문제가 생겨 동맥경화나 뇌경색을 일으킬 위험이 커진다. 이것을 막기 위해 약을 먹는 것이지만, 근본 원인은 생각하지 않고 약으로 혈액의 응고를 막기만 해서는 병이 나을 리 없다. 몸을 유지하는 데 필요한 혈압을 얻지 못해 혈류량이 떨어지므로 몸 상태가 점점 나빠져 결국은 돌이킬 수 없는 사태를 맞을 수도 있다.

수면 유도제를 먹으면 억지로라도 잘 수 있고, 콜레스테롤 수치를 낮추는 약을 먹으면 어떻게든 콜레스테롤 수치를 낮출 수는 있다. 그러나 이러한 방법은 비정상적인 상태를 일상적으로 만들 뿐이다. 이런 상태로 만드는 것 자체가 나쁘다는 사실을 잊어서는 안 된다.

약을 먹는 대증요법으로는 근본적으로 병이 낫지 않는다. 만약 약으로 동맥경화를 고칠 수 있다면, 이 세상에서 병자는 눈 깜짝할 사이에 사라질 것이다. 약을 상용하고 있다면 지금 즉시 끊는 것이 좋다. 실제로 내 책을 읽고 약을 더 이상 먹지 않게 된 고령자도 많은데, 이분들로부터 '아픈 곳이 사라졌다', '건강이 좋아졌다'는 이야기를 자주 듣는다.

내 어머니도 7~8년 전까지는 여기저기 아픈 곳이 많아 약을 열 종류 이상 복용했다. 하지만 약을 그렇게 먹어도 몸 상태는 전혀 좋아지지 않았다. 그래서 약을 완전히 끊게 했는데, 그 이후로 상태가 점점 좋아지더니 지금은 아픈 곳 하나 없이 건강하게 생활하고 있다.

물론 약을 끊어도 그전과 같은 생활을 계속한다면 병은 낫기 어렵다. 자신의 생활을 돌이켜보면 과로, 심각한 스트레스, 과식, 과음 등 병을 일으킨 여러 가지 원인을 찾을 수 있을 것이다. 이런 생활부터 바꿔야 병이 낫기 시작한다.

질병은 근본적으로 나쁜 생활습관을 오랫동안 가져온 결과다. 병을 고치고 싶다면 지금 당장 생활습관을 바꾸어야 한다. 균형 잡히고 맛있는 식사, 규칙적인 생활, 몸을 부지런히 움직이는 것이 어떤 약보다 몸에 좋고 건강하게 해준다는 사실을 명심하자.

처방받는 약이
점점 더 늘어나는 이유

협심증은 심장근육에 산소를 공급하는 관상동맥이 수축함으로써 일시적인 허혈(조직의 부분적인 빈혈 상태)이 발생해, 흉통이나 흉부 압박감 같은 증상을 일으키는 것이다. 이 경우 의사는 혈관을 넓히는 약을 처방한다. 또한 협심증은 합병증도 문제가 되므로 이러한 병을 억제하는 약도 함께 처방한다.

   기본적으로 한 종류의 약은 한 가지 증상에만 대응하기 때문에 한 번 병에 걸리면 약이 계속 늘어나 많을 때는 열 종류 가까이 되기도 한다. 나를 찾아온 어떤 환자는 협심증, 신장염, 고혈압, 위궤양에 신장암까지 앓고 있었다. 이런 상황이니 복용하는 약도 많을 수밖에 없었다. 각 증상에 대응하는 약은 물론이고, 불면증까지 겹쳐 수면제와 항불안제에다 약을 많이 먹는 탓에 위장이 헐어 위장 약도 복용하고 있었다. 협심증만이라면 두세 가지만 먹어도 되겠지만, 이렇듯 질환이 많다 보니 약이 열다섯 종류나 되었다.

이 환자가 협심증을 일으킨 것은 무리하게 일하다가 심장에 부담을 주었기 때문이다. 그런데도 쉬지 않고 계속 무리를 하면, 신장에도 부담을 주게 되어 신장염(신장은 혈액을 여과해서 소변을 만드는 기관인데, 이 기능이 제대로 작용하지 않으면 부종이나 소변에 이상이 생기고 고혈압 같은 증상이 나타난다)이 생기기도 한다. 그러면 고혈압이 온다. 이 환자는 위궤양과 신장암까지 겹친 상태였다.

이것은 약에 의존한 결과 나타나는 전형적인 현상이다. 증상을 억제하는 데 급급하다 보니 증상이 나타날 때마다 약이 계속 늘어날 수밖에 없다. 그러면 **약을 처리하기 위해 간이나 신장에 부담을 주게 되므로 몸은 점점 더 나빠진다.** 건강한 사람이라도 15개 종류나 되는 약을 먹으면 몸이 약해지는 것은 당연한 일이다.

만성병은 병원에서는
절대 고칠 수 없다

약을 전부 끊고 병원에도 되도록 가지 말라고 하면, 대부분은 불안해하며 걱정한다. 어딘가 몸이 안 좋으면 병원에 가서 의사에게 물어봐야 안심이 되기 때문이다. 그리고 어차피 병원에 갈 바에야 되도록 시설 좋은 큰 병원에 가는 것이 좋다고 생각한다. 대학병원처럼 그 지역의 권위를 상징하는 의료기관을 선택하는 것이다.

그러나 실제로 대학병원같이 큰 병원에 가보면 알겠지만, 요즘은 환자의 이야기를 성의 있게 들으며 진찰하는 의사가 아주 드물다. 대부분은 환자의 얼굴도 보지 않고 컴퓨터 화면의 데이터를 보면서 이야기한다. 그리고 매뉴얼에 따라 약을 처방한다.

외과라면 수술, 정형외과라면 수술과 재활치료 등 치료의 영역이 넓어질 수 있지만, 내과는 대부분 약만 처방하면 끝이다. 의사에게는 더 이상 선택할 것이 없기 때문이다. 따라서 환자가 좀 더 현명해져야 하고, 자기 몸의 위험에 민감해져야 한다. 하지만 대학병원만 고집하는 사람은 권위에 약해 자신의 몸을 전부 의사에게 맡기고 약에 의존하기 십상이다.

병원에 가면 약을 처방받게 되므로 가장 좋은 방법은 병원에 가지 않는 것이다. 그러나 의사의 말을 들어야 안심이 된다면, 가도 진찰만 받고, 약을 처방해주면 '약이 맞지 않으니 양을 줄여달라'고 하거나 잠깐 쉬어보겠다고 한다. 자신의 의지로 약을 끊겠다는 각오가 중요하다.

요즘은 검사기구가 예전과는 비교도 안 될 정도로 발달해서 그 기구를 정확히 판독하는 기술만 있다면, 어떤 의사를 찾아가더라도 현재 자신의 몸이 어떤 상태인지, 어떤 병에 걸렸는지 상당히 정확하게 알 수 있다. 따라서 병원을 찾을 때는 검사를 받고 자신의 몸 상태를 알기 위해서라고 생각하는 것이 좋다. 병원에서 처방받은 약을 먹으면 병이 낫는다고 믿어서는 안 된다.

나는 기본적으로 병원에 가는 목적은 다쳤을 때 치료를 받거나 급성감염증에 걸렸을 때 응급 처치를 받기 위한 것이라고 생각한다. 이런 경우는 정해진 방법이 있으므로 병원에서 대응할 수 있다. 그러나 **만성병은 지금의 의료 수준으로는 어떻게 할 수 없다.** 약으로 만성병을 고치려는 것 자체가 애당초 무리라는 사실을 이해하기 바란다.

감기약이나
진통제도 조심한다

약은 될 수 있는 한 복용하지 않는 것이 가장 좋다. 그러나 우리는 일상적으로 약에 의존하는 일이 많다. 감기약이나 진통제 정도는 처방전 없이 약국에서 살 수 있어 쉽게 복용한다.

 그러나 **우리가 흔히 먹는 약 중에서 가장 조심해야 할 것이 바로 소염진통제**(해열 진통제, 항염증제)다. 소염 진통제가 좋지 않은 것은 혈관을 수축시키고 혈류를 막기 때문이다. 통증은 혈관 확장 물질에 의해 발생하는데, 진통제는 혈류를 막아서 혈관을 수축시키므로 통증은 확실히 멈추게 해준다. 그러나 혈류가 막히면 림프구나 조직을 재생시키는 물질도 순환하기가 힘들어 환부가 낫지 않는다. 소염 진통제로 통증이 일시적으로 진정돼도 환부가 낫지 않으므로 약효가 떨어지면 통증이 다시 시작된다.

그러면 통증이 생기는 이유는 무엇일까? 근육의 피로로 피로물질이 쌓이면 혈류가 이곳으로 유입되지 못해 혈류 장애가 일어난다. 그러면 환부의 혈류를 회복해서 피로물질을 제거하려는 반응이 나타난다. 통증은 혈류가 조금씩 회복되는 과정에서 나타나는 것으로, **혈류 부족을 해소하려는 자연스러운 반응**이다. 따라서 통증을 나쁘게만 볼 일이 아니다.

근육통이 있을 때 흔히 사용하는 습포제에도 소염 진통제가 들어 있다. 통증이 심할 때 2~3일 정도 사용하는 것은 괜찮지만, 장기간 사용하면 혈류에 문제가 생겨 오히려 잘 낫지 않는다. 정형외과에서는 허리나 무릎이 아픈 환자에게 소염 진통제나 습포제를 처방하는 일이 많은데, 이것이 오히려 치유를 더디게 한다.

물론 앞에서 이야기했듯이 감기로 열이 날 때도 어지간한 고열이 아니면(또는 고열이 며칠 동안 계속되지 않으면) 해열제는 먹지 않는 것이 좋다.

항생제는 예전처럼 안이하게 사용하는 경향을 줄었지만, 수술 후 감염을 예방하는 차원에서 여전히 사용하고 있다. 그러나 대부분의 경우는 수술 후에도 항생제가 거의 필요 없다. 더구나 항생물질은 장 속의 세균까지 죽여버리기 때문에 함부로 사용하면 장 세균이 부족해져 건강을 해치게 된다.

나는 어떤 약이라도 사용하지 않는 것이 가장 좋다고 생각한다. 그래도 통증이 너무 심하거나 열이 너무 높아 고통스러울 때, 이를 완화하기 위해 아주 짧은 기간만 사용하는 것은 어쩔 수 없을 것이다. 하지만 통증은 우리 몸의 치유 반응이므로, 약을 쓰지 않고 참을 수 있다면 그 편이 오히려 빨리 회복된다.

약에 대한
의식을 바꾼다

동양인들이 서양인보다 더 약을 신뢰하는 것은 오래전부터 약이 몸에 좋다고 들어왔기 때문이다. '생약(生藥)'이라는 말이 있듯이 약은 **몸에 좋은 것으로 인식되어왔다.**

우리가 예전부터 사용해왔던 한방약은 증상을 직접적으로 제거하는 것이 아니라, 입에 쓰거나 평소에 싫어하는 것을 약이라는 형태로 섭취해 배설 작용을 유발함으로써 병을 고치는 방식이었다.

그러나 근대화 이후 우세한 위치를 차지하게 된 양약은 우리 몸에 격렬하게 작용했다. 급성증상에는 효과가 있지만, 계속 복용하면 몸에 심각한 부담을 주었다. 즉 치명적인 독이었던 것이다. 하지만 사람들은 지금도 양약을 마치 생약인 양 계속 먹고 있다.

온대몬순 기후로 사계절이 뚜렷한 동부아시아에 사는 사람들은 평온하게 사는 것이 몸에 배어 있다. 원만한 인간관계를 미덕으로 알며, 음식도 강한 맛보다는 담백한 맛을 즐겼다. 그러니 약도 강한 것은 쓰지 않는다. 한방약 중에서도 격렬한 작용을 일으키는 것은 제외하고 몸에 부드럽게 작용하는 생약만 이용해왔다. 한방 치료에 쓰이는 침도 중국에서는 굵은 것을 쓰지만, 동부아시아로 넘어오면서 굵기가 가늘어졌다. 뜸도 마찬가지다. 양을 줄이거나 간격을 넓혀 몸이 받는 충격이나 자극을 완화시켰다.

이러한 전통 때문인지 우리는 양약을 먹을 때도 생약처럼 받아들이는 경향이 강하다. 증상에 극적인 효과가 있는 약은 그만큼 독성도 강하기 때문에, 지속적으로 먹을 경우 건강하고 젊은 사람이라도 몸이 망가진다. 하물며 고령자는 어떻겠는가. '약은 몸에 좋다'는 의식을 바꿔야 한다. 약은 독이다. 부디 이것을 명심하기 바란다.

지금의 암 치료는
오히려 죽음을 앞당긴다

현대인들이 가장 두려워하는 병은 암일 것이다. 그러나 암에 걸렸다고 해도 세상이 끝난 듯 절망하고 겁을 낼 필요는 없다. 초기암일 경우 면역력을 높이면 2~3개월 만에 나을 수도 있다. 하지만 암이 너무나 두려워 수술, 방사선 치료, 항암제로 이어지는 힘든 치료를 받고 오히려 죽음을 앞당긴 사람이 많다.

최근 들어 '암 난민'이라고 불리는 사람들이 늘고 있다. 암 난민이란 '치료에 대한 의사의 설명에 만족하지 못하거나, 납득할 수 있는 치료 방침을 선택하지 못한 환자'라는 의미로, 암환자의 53퍼센트가 여기에 해당된다고 한다(일본의료정책기구의 2005년 1~6월 조사). 암환자 수가 약 128만 명이라면 이중에서 약 68만 명이 난민인 셈이다. 지금의 의료 상황에 대해 불신하는 사람이 얼마나 많은지 짐작할 수 있다.

　암 난민이 진찰을 받은 의료기관은 평균 3.02군데이며 그 외(난민이 아닌 암 환자)는 1.95군데다. 가장 많게는 19군데나 되는 의료기관에서 진찰을 받은 사람도 있었다. 보험진료비는 암 난민이 평균 141만 엔이며, 나머지 환자는 96만 엔이다. 암 난민은 믿을 만한 의료기관을 찾아 전전하기 때문에 시간도 돈도 훨씬 많이 든다.

　물론 암에 걸리면 암 치료로 유명한 병원에서 진찰을 받고 싶어 하는 것은 당연하다. 국립암센터 같은 곳은 진찰을 받으려는 환자들로 만원을 이룬다. 입원이나 수술을 하려면 몇 개월을 더 기다려야 한다.

　그러나 국립암센터나 대학병원은 최신 서양 의학을 수용하기 때문에 수술, 방사선, 항암제 치료를 기본으로 하고 있다. 요즘에 여러 의료기관에서 도입하고 있는 면역요법 같은 치료법은 전혀 시행하지 않는다.

　항암제 치료를 받는 사람들은 대부분 이미 수술이나 방사선, 그리고 현재의 의학으로 가능한 여러 가지 치료를 받느라 백혈구가 파괴되어 감소한 상태다. 여기에 항암제까지 투여받으니 백혈구는 더 줄어들 수밖에 없다.

　항암제 치료로 백혈구 수가 감소하면 적은 수의 백혈구로 암세포와 싸워야 하기 때문에 우리 몸은 열을 내서 백혈구를 도우려고 한다. 열이 나면 백혈구 수가 적어도 기능을 발휘할 수 있기 때문이다. 따라서 항암제를 사용하면 열이 나고 통증이 생긴다. 앞에서 이야기했듯이 몸이 크게 다쳤거나 감기에 걸렸을 때도 이러한 반응이 일어난다. 이처럼 암에 걸렸을 때도 손상된 조직을 어떻게든 복구하려고 열을 내는 것이다.

열이 난다고 무턱대고 약으로 진정시키는 것은 오히려 몸에 나쁘다는 것을 짐작할 수 있다. 그런데도 사람들은 항암제를 사용하고 열이 나면 해열제를 먹고 통증이 있으면 진통제를 복용한다. 이 때문에 백혈구가 약해져 힘을 발휘하지 못하고 암이 더욱 위세를 떨치게 된다.

이러한 치료를 다 받은 다음 더 손을 쓸 수 없는 상태가 되면 환자는 병원에서 쫓겨난다. 큰 병원에서는 더 이상 치료 수단이 없는 환자를 퇴원시켜 자택 요양을 하게 하거나 호스피스(말기 환자의 육체적 고통과 정신적 불안을 덜어주기 위해 폭넓은 치료나 간호를 하는 시설)를 권하기도 한다.

나는 지금까지 많은 책을 써왔는데, 어떤 책에서든 **수술, 방사선, 항암제라는 암의 3대 치료 요법은 그만둬야 한다**고 주장했다. 물론 이 생각은 지금도 변함없다.

예전에 국립암센터 의사들과 완화 의료(질병을 적극적이고 공격적으로 치료하기보다, 환자 편에서 삶의 질을 높이고 편안하게 해주는 데 중점을 둔 의료 방식)에 종사하는 의사들이 모여 토론한 적이 있다. 완화 의료를 하는 의사들은 항암제를 계속 투여하는 치료를 반대하면서 "환자들을 그렇게까지 힘들게 할 이유가 무엇이냐"고 화를 냈다. 이에 대해 국립암센터 의사들은 "치료를 그렇게 간단히 포기할 수 있는가"라고 반론했다. 그들은 항암제가 좋다는 생각을 결코 버리지 않았다.

항암제는 정상세포보다 암세포에 훨씬 민감하게 반응한다는 것을 전제로 한다. 그러나 실제로는 이러한 전제와는 정반대로 암세포보다 오히려 정상적인 세포에 손상을 입힌다. 이 때문에 머리카락이 빠지거나 식욕이 떨어져 식사를 할 수 없게 된다. 몸이 점점 쇠약해지는 것이다.

항암제를 사용해도 암세포가 먼저 죽는 것은 아니다. 이러한 사실이 밝혀졌는데도 아직까지 항암제를 계속 투여하는 치료가 당연하다는 듯이 행해지고 있다.

극단적으로 이야기하면, 나는 연간 약 33만 명의 암 사망자 가운데 60퍼센트가 항암제 때문에 사망한다고 생각한다. 국립암센터가 환자를 더 치료하지 못하고 퇴원시키는 이유는, 항암제 치료를 계속하다가는 죽는다는 것을 알고 있기 때문이다. 그런데도 '할 수 있는 것은 다했다'며 내쫓는 것이다.

항암제를 계속 투여하면 항암제 때문에 죽게 된다. 항암제가 암을 치료하는 약이라는 전제는 이미 잘못됐다. 성공률 20퍼센트를 위해 나머지 80퍼센트는 희생해도 상관없다는 것이 지금의 항암제다.

이러한 치료는 국립암센터, 대학병원, 국립병원처럼 권위 있는

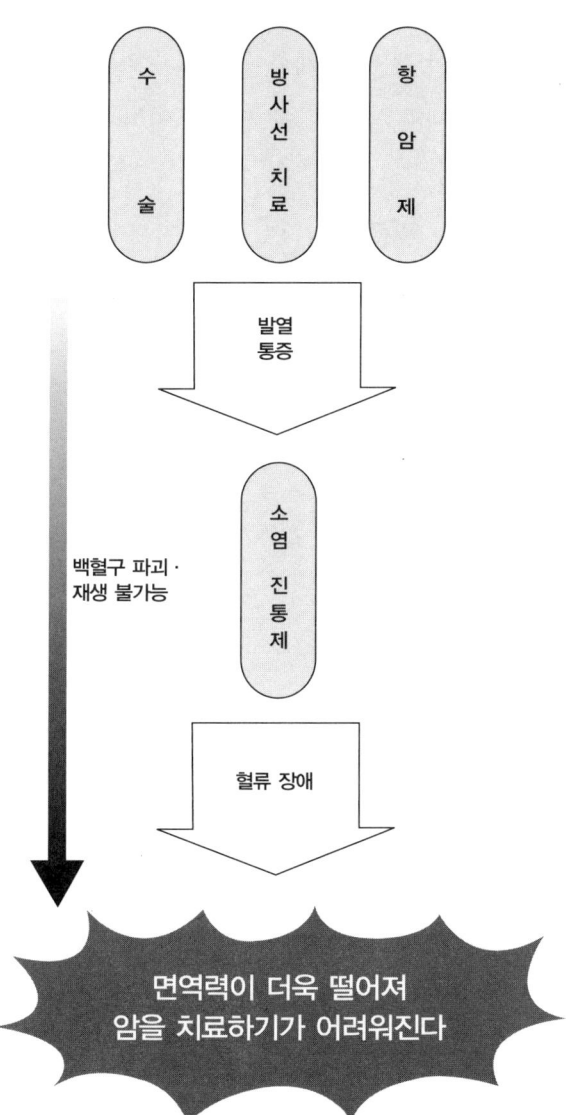

큰 병원이 아니면 거의 불가능하다. 일반 병원에서는 치료를 해도 낫지 않고 오히려 더욱 악화되는 경우 환자나 가족들로부터 쏟아지는 비난을 감당할 수 없기 때문이다. 실제로 이런 치료를 받으면 순식간에 몸이 약해져, 겉으로 보기에도 '얼마 못 살 것 같다'고 느끼게 된다.

그런데도 여전히 줄을 서서라도 큰 병원에서 치료를 받고 싶어 한다면, 그것은 유명하고 권위 있는 병원이 안심할 수 있다고 믿기 때문이다. 수술, 방사선 치료, 항암제라는 암의 3대 치료가 지탱될 수 있는 것은 환자의 이러한 선입관도 한몫하기 때문이다. 병원에서 포기한 환자들이 늘고 있는 현실을 직시하기 바란다.

암에 걸렸다면
어떻게 할 것인가

원래 암은 면역력을 높이면 대부분 고칠 수 있다.

암에 걸렸다는 것은 과로, 고민이나 걱정 등 그 사람이 심각한 스트레스를 받고 있다는 것을 의미한다. 병원에서 암을 발견하면 대부분 수술을 권한다. 이럴 때 과연 어떻게 하는 것이 좋을까. 내가 권하는 방법은 수술을 비롯한 3대 치료 요법을 받기보다는 면역력을 높여서 스스로 고치는 것이다.

그러나 수술을 받지 않는다는 사실에 본인이나 주변이 불안해한다면 면역력이 오히려 떨어진다. 위암이나 대장암처럼 수술로 간단히 절제할 수 있고 아직 초기 단계라면 수술도 한 가지 방법이다. 하지만 단언컨대 그 외에 방사선이나 항암제 치료는 받지 않는 것이 좋다.

전이도 없고 수술로 깨끗하게 암세포를 절제했다면, 생활습관을 완전히 바꿔야 한다. 이전의 생활로 돌아가면 전이나 재발의 위험이 높기 때문이다.

암이 상당히 진행됐고 크기도 커서 대수술을 해야 하는 경우는 수술 자체가 엄청난 스트레스가 된다. 이로 인해 면역력이 더 떨어질 수도 있고, 방사선 치료나 항암제 치료까지 받게 된다면 상태는 더욱 심각해진다. 따라서 이 경우는 3대 치료보다 생활을 바꿔서 면역력을 높이는 것이 바람직하다.

아직 젊고 활력이 있는 사람이라면 그만큼 면역력이 높을 것이므로, 수술을 받기보다는 생활방식을 바꿔 면역력을 더욱 높이는 생활을 할 것을 권한다. 그러면 암이 나을 가능성은 매우 높아진다.

고령자는 수술을 피하는 것이 좋다. 특히 80세를 넘으면 에너지 대사가 떨어지기 때문에 그만큼 암이 진행하는 속도도 더딘 편이다. 설령 암이 소멸하지 않더라도 면역력을 높여주면 90세까지 건강하게 살 수도 있다. 수술로 몸이 약해져 혼자 힘으로 식사도 못하고 고통 속에서 누워만 지내는 것보다 남은 인생을 충실히 보낼 수 있을 것이다.

방사선 치료는 그로 인한 영향이 아주 오랫동안 남아 림프구가 계속 감소되고 몸 상태도 좀처럼 회복되지 않는다. 변성된 세포와 조직이 남아서 유전자에까지 영향을 주고 이상을 일으키기 때문이다. 방사선 치료 기간이 끝나도 변성된 세포는 계속 죽어간다. 따라서 방사선 치료를 계속하면 건강한 세포도 파괴되어 살아갈 힘을 잃게 된다.

방사선을 사용해도 되는 예외적인 경우는 식도암의 통과 장애나 뇌종양의 마비 증상을 없애기 위해 몇 차례만 실시하는 정도다.

항암제가 나쁜 것은 틀림없는 사실이지만, 예를 들어 급성 림프구성 백혈병(백혈병세포가 림프구에 유래하는 것)처럼 암 자체가 항암제에 아주 민감해 항암제가 확실히 제 구실을 하는 경우는 체력이 허락하는 범위에서 사용해도 괜찮다.

또한 방사선과 마찬가지로 항암제도 통과 장애를 없애기 위한 용도라면 그렇게 나쁠 것은 없다. 예를 들어 식도에 생긴 종양의 압박으로 음식을 먹을 수 없을 때는 항암제를 사용하면 암의 크기가 줄어들어 압박이 완화되므로 음식을 넘길 수 있게 된다.

하지만 현재의 암 치료는 방사선이나 항암제로 암을 철저하게 쳐부수는 것이다. 이때 암세포보다 오히려 정상세포를 파괴한다는 것이 문제다. 그 결과 몸이 쇠약해지고 면역력이 급격히 떨어지는 것이다.

조기암은 물론 진행암 중에서도 아직 별 탈 없이 생활할 수 있는 사람이라면, 진행 정도에 따라 필요한 시간은 달라지겠지만 면역력을 높이면 암은 반드시 낫는다. 이를 위해서는 면역력을 높이는 생활을 꾸준히 실천해야 한다.

면역력을 높이려면 잘 먹고 부지런히 몸을 움직이며 목욕을 자주 하는 것이 기본이다. 마음을 어떻게 먹느냐에 따라서도 면역력은 크게 달라진다. '암은 반드시 낫는다', '반드시 효과가 있을 것이다'라고 믿고 긍정적인 마음으로 노력하면, 암은 반드시 극복할 수 있다.

건강 검진은
받지 않는다

 수술은 몸에 부담을 준다. 어떤 수술이라도 될 수 있으면 받지 않는 편이 좋다. 대수술일수록 세포조직이 많이 파괴되고 면역력이 크게 떨어진다. 물론 약도 모조리 끊는 편이 좋다. 하지만 수술을 받으라는 의사의 권유나 의사가 처방해준 약을 거절하기란 쉽지 않을 것이다.
 따라서 몸 상태가 어지간히 나쁘지 않는 한 병원에는 가지 않는 편이 좋다. 설령 어떤 병이 발견되었다고 하더라도 생활을 바꾸지 않으면 아무 의미가 없다. 무엇보다 중요한 것은 평소에 건강한 생활을 하는 것이다. 일을 줄이고 밤에 일찍 잠자리에 들며, 식사에 주의하고 목욕으로 몸을 따뜻하게 하며, 기분을 전환해서 스트레스를 쌓아두지 말아야 한다.

건강 검진을 받고 초기암이 발견됐다면 오히려 스트레스만 받을 뿐이다. 굳이 이런 고통을 받지 않고도 항상 몸의 소리에 귀 기울이고 면역력을 높이는 생활을 하면, 암이 생겼다 해도 자신도 모르는 사이에 낫는다.

베스트셀러《병 안 걸리고 사는 법》의 저자인 신야 히로미 선생과《평생 살 안 찌게 먹는 법》의 저자인 이시하라 유미 선생, 그리고 나의 공통점은 '건강 검진은 받지 않는다'는 것이다.

나는 10년 전부터 건강 검진을 받지 않고 있다. 면역학 이론을 본격적으로 연구하기 전에는 매년 건강 검진을 받았는데, 그때마다 혈압과 혈당치가 높아 '의사에게 상담을 받으라'는 결과가 나왔다. 한마디로 '요주의'였던 것이다. 앞에서도 이야기했듯이 나는 독자적인 면역 이론을 확립할 때까지 연구에 매달리느라 내 생활을 거의 돌보지 못했다. 그러나 면역 이론을 발표한 이후에는 생활을 완전히 바꾸고 그 참에 건강 검진과 암 검사도 그만두었다.

누구나 암에 대한 공포를 가지고 있을 것이다. 암 진단 이후에는 수술, 방사선, 항암제라는 힘겨운 치료가 기다리고 있다. "수술을 받지 않으면 시기를 놓치게 된다"는 말에 대부분은 수술을 받는 쪽으로 마음이 기운다. 막상 병에 걸려서 의사에게 여러 가지 조언을 듣다 보니 '수술은 받지 않겠다'는 마음이 흔들리는 것이다. 두려움과 불안 때문에 사람들은 어쩔 수 없이 의사에게 자신을 맡기게 된다. 이렇게 되면 인간의 존엄성을 유지하는 것이 거의 불가능해진다.

건강 검진에서 췌장암이 발견된 30대 후반의 남성이 있었다. 그는 수술을 권유받고 수술대에 올랐다. 그런데 췌장은 몸속 아주 깊은 곳에 있어서 수술을 해도 실패하기 쉽다. 결국 병과를 절제하지 못한 채 대수술이 끝났다. 게다가 암은 이미 림프절까지 전이되어 방사선 치료를 받게 되었다. 한 달 후에는 림프절에 종양이 발견되었고, 의사는 항암제 투여를 권했다. 결국 그는 암이 발견되고 겨우 다섯 달 만에 세상을 떠나고 말았다.

만약 그 사람이 검진을 받지 않았다면 어떻게 됐을까? 적어도 다섯 달 만에 죽지는 않았을 거라고 믿는다. 몸에 엄청난 부담을 안겨 주는 대수술, 방사선, 항암제라는 3대 치료가 수명을 단축시킨 것이다.

췌장암이나 식도암은 수술 자체가 아주 힘들기 때문에 그만큼 엄청난 스트레스를 받게 된다. 따라서 수술이 끝나면 몰라보게 수척해진다. 거기다 암을 제대로 절제 못하거나 전이가 있는 경우에는 방사선이나 항암제 치료로 인해 몸이 상하게 되어 살아갈 힘조차 잃어버린다.

설령 말기암이라도 살아갈 힘이 있으면 회복도 가능하다. 적어도 30대 후반이라는 젊은 나이라면 자신의 병을 모르는 편이 차라리 오래 살 것이다. 암 선고를 받으면 너무나 막막하고 두려워서 보통은 의사 말대로 치료를 받는 쪽을 택하기 쉽다. 나 역시 건강 검진 결과 작든 크든 암이 발견되었다고 하면 더럭 겁이 날 것이다.

따라서 굳이 건강 검진을 받고 스트레스를 받느니 평소 건강한 생활습관을 유지하고 즐겁게 사는 편이 낫다. 고령자도 마찬가지다. 의사에게만 너무 의지하지 말고 자신의 몸은 자신이 지킨다는 생각으로 생활하도록 하자.

병에 걸리면
대식세포의 비율이 커진다

이 장을 정리하는 의미로 내가 연구하고 있는 면역 이론의 최신 성과인 '병과 대식세포의 관계'에 대해 간단히 설명하겠다.

병에 걸렸을 때는 다음과 같은 메커니즘에 의해 대식세포의 비율이 커진다고 보고 있다.

인간의 몸을 구성하고 있는 세포는 대부분 대식세포가 유전자 정보 중에 일부를 사용해서 특수화된 것이다. 예를 들어 피부세포는 케라틴을 만드는 단백질에 관여하는 유전자에만 발현한 것이다. 이러한 특수화는 진화의 과정에서 여유가 생기면서 비로소 가능해졌다. 하지만 스트레스를 받을 때는 이러한 특수화가 제대로 이루어지지 않아 세포는 대식세포로 되돌아가려고 한다.

따라서 중력에 대응하느라 몸이 지치거나 물리적 충격을 받았을 때는 세포의 특수화에 실패한다. 그러면 피부가 건조해지고 탄력이 사라진다. 피부로 특수화된 세포가 피부다운 특성을 충분히 나타내지 못했기 때문에 일어나는 현상이다.

장이 소화·흡수 기능을 제대로 수행하지 못하고 시도 때도 없이 설사를 하는 것도 장세포가 그 역할로 특수화되지 못했기 때문이다. 항암제를 쓰면 식욕이 없고 억지로 먹어봤자 설사만 하는 것 역시 장세포가 본래의 기능을 잃어버렸기 때문이다.

이처럼 병에 걸리거나 지나치게 스트레스를 받으면 우리 몸의 세포는 특수화에 실패하고 결과적으로 대식세포의 비율이 커지게 된다.

따라서 '**병을 고친다**'는 것은 스트레스를 없애서 세포의 독자적인 기능**을 다시 회복하는 것**이다. 이를 통해서도 스트레스가 되는 약이나 치료는 오히려 몸을 상하게 할 뿐이라는 사실을 알 수 있다.

제6장

'생명력'을
만들어주는
생활습관

너무 편하면
치매가 찾아온다

고령자에게 암만큼이나 두려운 병은 바로 치매일 것이다. 몸이 건강해도 치매에 걸리면 어찌할 도리가 없다. 주변에 치매에 걸린 사람이 있으면 잘 알겠지만 몸이 아픈 것 이상으로 심각하다. 치매에 걸린 사람을 간호해본 경험이 있다면 자신은 절대 그렇게 되고 싶지 않다며 두려움에 떨지도 모른다.

면역력이라는 관점에서 보면 치매는 호기심을 잃거나 몸을 움직이지 않아서 생긴 결과이므로, 과로로 인해 발생하는 암 등의 질병과는 반대로 지나치게 편한 상태가 원인이라 할 수 있다. 따라서 치매 환자는 대개 림프구가 보통 사람보다 많다.

고령자가 세상에 대한 호기심을 잃어버리고 집에만 틀어박혀 있으면 치매의 위험이 높아진다. 직장 생활을 할 때 직급이 높아 무슨 일이든 부하직원에게 시키기만 했던 사람이, 은퇴 후에도 계속 주변의 보살핌을 받으며 아무것도 하지 않는다면, 다른 사람보다 치매에 더 쉽게 걸린다.

특히 공무원 같은 직업은 위험하다고 할 수 있다. 좁은 사회에서만 통용되는 독특한 시스템 안에 오랫동안 갇혀 있었던 탓에 '혼자서 살아가는 힘'이 부족해 실생활에서는 애를 먹는다.

여기서 '혼자서 살아가는 힘'이란 신변의 일을 스스로 처리할 수 있는 힘을 말한다. 아내가 외출하면 혼자 힘으로 밥도 못해 먹고 세탁도 못하는 남성이 많은데, 이래서는 혼자서 살아가기 힘들다. 살아가는 힘의 기본은 일상적인 일을 할 수 있느냐 하는 것이다.

집안일은 전부 아내에게 맡기고 회사에서는 부하직원에게 명령하고 부려먹기만 해서는 살아가는 힘이 점점 약해질 수밖에 없다. 나는 아내가 외출하거나 여행을 떠나고 없을 때는 내가 직접 밥도 짓고 빨래도 하고 와이셔츠도 다려 입는다.

출장으로 외박을 할 때는 세 번에 한 번은 일부러 캡슐호텔에서 묵는다. 고급 호텔은 당연히 서비스도 좋고 시설도 편리하지만, 캡슐호텔에 밤늦게 체크인하면 2층 침대만 남아 있기 때문에 사다리를 타고 2층으로 올라가는 불편을 감수해야 한다. 이렇게 의식적으로 노력하지 않으면 편한 생활에 마냥 익숙해져 자신도 모르게 그렇게 흘러가고 만다.

정년을 앞둔 사람이라면 아내가 외출하거나 집을 며칠 비울 때

혼자서 요리나 세탁, 청소 같은 집안일을 연습해보는 것이 좋다. 혼자서 아무것도 하지 못하면 생활만 힘들어지는 것이 아니라 언젠가 치매가 찾아온다는 것을 명심하자.

백 살까지
건강하게 사는 것을 목표로!

'나이를 먹어 어쩔 수 없다'면서 뭐든지 나이 탓으로 돌리는 사람이 있다.

옛날에는 55세에 정년을 맞고 60세가 되면 완전히 늙어버리는 사람이 많았다. 하지만 지금은 정년이 60세로 늘어난 데다 그 이후에도 건강하게 일하는 사람이 많다. 옛날의 60대와 비교하면 지금의 60대는 겉모습도 몸도 훨씬 젊고, 70세가 되어도 옛날의 50세만큼 건강하다.

고령화 사회가 진행되면서 건강하고 활기차게 생활하는 고령자가 늘어난 것은 좋은 일이다. 하지만 한편으로는 고령자라고 해서 존경받는 시대는 지났다. 자신이 젊은 사람들에게 짐이 되고 있다고 생각하거나 치매를 앓고 있는 고령자를 보면, 오래 사는 것이 반드시 좋은 것은 아니라는 생각이 든다. 고령자는 많아졌지만 그들이 행복하게 살기는 더 어려워지는 것 같다.

그렇기 때문에 더욱 건강하게 장수해야 한다고 생각한다. **80세가 됐다고 인생이 끝나는 것은 아니다. 백 살까지 건강하게 살고 싶다는 마음을 가져야 건강하고 활기차게 살 수 있다.** 최근에는 장수를 목표로 하는 모임이 많이 생겨나고 있다. 이러한 모임에 참가하는 사람들은 틀림없이 '살아가는 힘', 즉 '생명력'으로 가득 차 있을 것이다.

1947년에 태어나 이제 60대 중반에 접어든 나는 베이비붐 세대의 선두주자인 셈이다. 앞에서도 이야기했지만, 이 세대는 일반적으로 호기심이 왕성하고 활력이 넘치는 사람이 많아 장수할 확률이 상당히 높다. 젊은이들에게는 조금 구차해 보일지 모르겠지만, 살아갈 날이 아직 많이 남아 있는데 고령자라고 위축되거나 주저할 필요는 없다. 더욱 당당하고 건강하게 살아갔으면 좋겠다.

물론 고령자가 언제까지나 권력을 쥐고 있는 것은 좋지 않다. 리더십은 젊은 세대로 넘어가게 되어 있다. 그러나 고령자는 그들의 경험을 살려 젊은이들을 지원해줄 수 있다. 저출산으로 젊은이들의 비율이 떨어지고 있기 때문에 건강한 고령자가 사회에 공헌할 수 있는 기회는 많을 것이다. 따라서 일을 그만뒀다고 풀죽지 말고 항상 몸과 마음을 건강하게 유지해서 '살아가는 힘'을 충전하도록 하자.

아마존 원주민의
치유 방식

얼마 전에 아마존 오지에서 인디오들과 함께 생활하고 있는 미나미 겐코 씨와 이야기할 기회가 있었다. 미나미 씨는 아마존의 원주민 보호구역에 대한 지원 활동을 10년 가까이 계속해오고 있다. 매년 몇 달 동안 현지로 들어가 회비와 기부금을 바탕으로 의료와 교육, 자연보호 프로젝트를 진행한다. 나와 동갑이지만 10년 이상 젊어 보였다.

　미나미 씨는 아마존의 의료 실태 등 여러 가지 흥미로운 이야기를 들려주었다. 미나미 씨가 함께 살고 있는 인디오 부족은 인구가 500명 정도인데, 놀랍게도 20년 동안 병으로 몸져누운 사람이 하나도 없었다고 한다. 아파서 누워 있는 경우는 있어도 길어봤자 열흘이면 훌훌 털고 일어난다는 것이다.

그들의 주식은 감자이며, 부식은 과일이나 강에서 잡은 생선 등이다. 현대인의 생활과 비교해보면 너무나도 소박한 식사다. 정글에 둘러싸여 있으므로 맹수와 독사가 득실거릴 것이고, 따라서 자신의 몸을 지킬 힘이 없으면 살아남을 수 없다. 독사에 물리면 그 길로 황천행이다.

미나미 씨는 자신의 책에서 아마존 생활에 대해 이렇게 묘사했다.

화장실은 정글이고 목욕탕은 강이다. 이 두 곳은 본래 몸과 마음이 가장 느긋해지는 장소지만, 여기서는 극도의 긴장감이 필요하다. 어느 날 숲에서 용변을 보고 있는데, 1미터 정도 앞에 선명한 색깔의 뱀 한 마리가 이쪽을 꼼짝 않고 노려보고 있었다. 나도 모르게 "수상한 인간이 아닙니다. 정글을 지키기 위해 저 먼 나라에서 왔어요"라며 절절하게 애원했다.

뱀은 잠자코 지나갔다. 나중에 인디오에게 이 이야기를 하자 그건 '자라라카'라는 아주 무서운 독사로, 물리면 온갖 지옥의 고통을 맛보다가 몇 분 만에 죽는다고 했다. 나는 지금도 그 뱀이 내 말을 이해했다고 믿고 있다.

이 정도로 환경이 가혹하기에 어디가 다치거나 병에 걸리기라도 하면 큰일이다. 웬만하면 스스로 치유할 수밖에 없다. 병이 나도 처음 3일 정도는 상태를 지켜볼 뿐이며, 6,000종류나 되는 약초도 거의 사용하지 않는다고 한다.

병이라는 개념이 없기 때문에 그저 '악령이 맛있는 것을 먹으러 왔다'고 생각하고 악령이 배를 채우고 돌아가기를 기다린다. 그다음은 약초를 사용하고, 이렇게 해도 악령이 돌아가지 않으면 샤먼이 등장해 "배불리 먹었을 테니 그만 돌아가라"고 악령을 달랜다.

병으로 몸져누운 사람에게는 이웃이 감자나 생선 같은 먹을거리를 가져다주는데, 머리맡에 놔두기만 할 뿐 병자를 부축해서 직접 먹이는 일은 없다고 한다. 병자가 자신의 힘으로 머리맡에 놓인 음식물을 먹어야만 한다. 이것이 가능하면 회복하고, 먹을 힘이 없는 사람은 그대로 죽음의 계단을 오르는 것이다.

음식을 스스로 먹을 수 있느냐 없느냐로 생사가 정해지는 세계. 못 먹는 사람은 4~5일 정도 지나면 죽음을 맞이한다고 한다. 그런데 절식 상태에서 몸이 쇠약해지면 죽음의 고통은 그렇게 심하지 않다. 심지어 황홀경에 접어드는 경우도 있다.

병이 나면
영양 섭취는 STOP!

그러면 우리의 의료 현장은 어떠한가? 숟가락으로 환자의 입까지 음식물을 옮겨주고, 의식이 없으면 주사로 영양분을 주입해서 생명을 연장시킨다. 음식을 먹여주는 것까지는 괜찮다고 하더라도, 주사로 영양분을 공급해서까지 생명을 연장시키는 것이 과연 의미 있는 일일까?

먹을 힘도 사라지고 의식도 거의 없는 상태에서 그저 생명을 유지하는 것만이 목적인 의료. **살아갈 힘이 이미 사라졌는데도 가느다란 생명의 끈을 간신히 이어주는 것이 현재 우리의 의료 상황이다.**

이러한 치료를 계속하는 한 의식을 잃고 누워만 지내는 상태에서 실제로 회복할 가능성은 거의 없다. 면역학 이론에서는 **의식이 없는 상태에서 주사로 영양분을 주입하면, 대식세포는 병을 고치는 활동**

을 하지 않는다.

대식세포는 이물질이 침입했을 때 지령을 내릴 뿐만 아니라, 조직이 손상됐을 때 그것을 복구하는 지령을 내리기도 한다. 또한 칼슘이 부족하면 세포의 물질 교환이 제대로 이루어지지 않아 신진대사가 떨어지는데, 이때 대식세포는 용골세포에 지령을 내려 뼈의 일부를 파괴해 부족한 칼슘을 보충하도록 한다.

영양분이 너무 많이 들어올 경우에는 대식세포가 지방세포에게 이것을 축적하도록 명령한다. 몸속에 영양분이 남아돌면 콜레스테롤 같은 찌꺼기가 돼서 혈관 벽에 들러붙어 동맥경화를 일으키기 때문이다.

반대로 영양분이 거의 들어오지 않을 경우 대식세포는 낭비를 줄여 최소한의 음식물로도 살아갈 수 있도록 몸의 기능을 조절한다. 축적한 지방분까지 다 사용했을 때는 근육이나 뼈 등 일단은 불필요한 부분을 에너지로 전환한다. 인류는 이런 방법으로 지금까지 살아남았다.

인류 역사에서는 현대와 같은 포식(飽食)의 시대보다 먹을 것이 부족한 기아의 시대가 훨씬 길었다. 따라서 원래 우리 몸은 기아에 대응할 수 있는 메커니즘을 갖추고 있다. 이러한 기능을 담당해온 것이 바로 대식세포다.

또한 대식세포는 TNF(종양괴사인자)라는 사이토카인을 분비한다. 이름 그대로 암세포를 파괴하는 물질이지만, 상처를 입었을 때는 섬유세포를 증식해서 상처를 치유하고, 감기에 걸렸을 때는 발열이나 수면을 유도해 바이러스를 물리치기도 한다. 대식세포는 우리 몸을 마르게 하기도 하는데, 이것은 TNF의 작용 때문이다.

대식세포가 우리 몸의 살을 빼는 것은 대사를 억제해서 적은 수의 백혈구로도 생체를 방어할 수 있도록 하기 위해서다. 즉 대식세포가 쉽게 활동할 수 있게 된다. 살을 빼서 에너지 대사를 전보다 절반 수준으로 억제하면, 백혈구가 50퍼센트 줄어도 병과 싸울 수 있는 태세를 갖출 수 있다.

따라서 **스스로 식사를 할 수 없는 사람에게 주사로 영양분을 공급하는 것은 오히려 병과 싸울 힘을 없애는 것**과 같다. 나을 병이라면 먹지 않는 편이 고통도 없고 빨리 낫는다.

대식세포가 영양을 처리하는 역할에서 해방되면 병을 고치는 데 집중하게 되어 면역력도 효과적으로 발휘된다. 최근에 단식요법이 주목을 받고 있는 것도 이러한 이유다.

야생동물은 병이 나면 아무것도 먹지 않고 회복되기만을 기다린다. 본능적으로 몸의 소리를 듣고 거기에 따라 행동하는 것이다. 하지만 인간은 병을 고치기 위해서는 먹어야 한다고 생각한다. 먹지 않으면 체력이 소모된다고 믿기 때문이다.

몸이 정말로 영양분을 필요로 한다면, 병이 나더라도 식욕은 떨어지지 않을 것이다. 하지만 아프면 식욕이 떨어진다. 그런데도 억지로 영양을 공급하니 병이 낫지 않는다. 이것을 깨닫지 못하면 병은 절대 완치될 수 없다. 아마존 원주민은 이러한 지혜를 우리에게 가르쳐주고 있다.

생의 마지막은
'생명력'에 맡긴다

 백혈구 중에서도 림프구는 진화를 거쳐 만들어진 것이므로 어떤 의미에서는 인간의 특징을 상징한다고 할 수 있다. 그러나 원시적인 대식세포는 생물에게 가장 중요한 생과 사를 좌우한다. 그리고 살고 죽는 것은 그 사람의 살아가는 힘, 즉 '생명력'에 달려 있다.
 젊을 때는 다치거나 병에 걸려도 현대의학의 힘으로 충분히 고칠 수 있다. 그러나 고령자가 무리를 하거나 반대로 지나치게 편한 생활을 하면서 얻은 병은 서양 의학의 대증요법으로는 효과가 없다. 여기에는 그 사람의 '생명력'이 중요한 역할을 한다.
 아직 생명력이 남아 있다면 주사로 영양을 공급받는 것은 그만두고, 대식세포를 병과 싸우는 데만 집중시키면 병은 호전될 것이다. 그러면 자연히 음식을 먹을 수 있는 힘도 회복된다. 생명력이 남아 있지 않다면 고통도 거의 느낄 수 없다. 그리고 그대로 편안히 죽음을 맞을 수 있다.

생사의 갈림길에 서 있는 환자에게 억지로 영양을 공급하면 대식세포는 생명력을 전력으로 발휘하지 못하고 병도 좀처럼 회복되지 않는다. 고통도 오래 갈 수밖에 없다. 아마존의 인디오처럼 **임종이 가까이 왔을 때는 그 사람의 '생명력'에 모든 것을 맡겨도 되지 않을까?**

생명력이 다 소진됐다면 생을 마감할 수밖에 없다. 이러한 자연의 섭리를 거스르고 고통을 겪으면서 연명하고 싶은지 깊이 생각해보자.

작가인 요시무라 아키라는 영양을 공급하는 튜브를 스스로 뽑아버렸다. 생명 유지 장치를 거부한 것이다. 자신의 힘으로 식사도 할 수 없고 의식도 거의 없는 상태에서 그저 숨만 쉬는 삶을 거부했다는 의미일 것이다.

장수란 몸과 마음이 다 건강하지 않으면 의미가 없다. 장치에 의존해 백 살까지 산다고 해도 축하받을 일은 못 된다. 병원 침대에서 약에 절어 숨만 쉬고 있다면 주변 사람에게 짐만 될 뿐이다. 치매에 걸려 제대로 걷지도 못하고 숟가락을 들 힘도 없이 살아간다면 그것이 과연 본인에게 행복할까?

물론 이러한 생각은 현대의 복지 개념이 지향하는 방향에서 벗어나기 때문에 반론도 있을 것이다. 그러나 나는 생의 마지막을 생명력에 맡기는 편이 죽음을 더 잘 맞이할 수 있고, 이것이 인간의 존엄성을 지키는 일이라고 생각한다. 의학이 발전하면 수명은 길어지지만 생명 유지 장치에 의지해 살아가는 노인 역시 늘어난다. 자신의 죽음조차도 스스로 선택할 수 없게 되는 것이다.

생명력이 고갈되어 죽을 날만 기다리는 사람에게 억지로 영양을 주입하면, 대식세포는 거기에 반응을 해야만 하기 때문에 쓸데없는 힘을 쓰고 결국 고통스러운 죽음을 맞게 된다. 하지만 불필요한 영양분이 없으면 고통을 느낄 에너지도 생기지 않는다.

옛 성인들은 죽음을 직감하면 단식을 하면서 꽃이 시들듯 편안하게 죽어갔다고 한다. 그들은 머리가 아니라 감성으로 몸을 이해했고, 인간에게 가장 자연스러운 '죽음의 방식'을 찾아냈다.

아마존의 인디오들은 아직도 이와 비슷한 방식으로 죽음을 맞이하고 있다. 자연의 섭리에 따라 살기에 감성이 예민하기 때문이다. 야생동물도 죽을 때는 몸을 숨기고 아무것도 먹지 않은 채 조용히 죽어간다. 이것이 생물의 본능에 새겨진 진정한 '죽음의 방식'이 아닐까.

나이조차 마음에 두지 않는
자연스러운 삶

 미나미 겐코 씨가 들려준 아마존 원주민들의 삶에서 또 한 가지 흥미로웠던 점은 그들에게 문자와 화폐가 없다는 사실이다. 우리로서는 문자가 없는 생활도, 돈이 없는 생활도 상상하기 힘들다.
 문자가 없기 때문에 과거에 대해서는 구전으로 전해진 것밖에 알 수 없다. 축제나 의식을 행하면서도 왜 하느냐고 물으면 옛날부터 하던 것이라는 대답만 돌아올 뿐이다.
 아이누족(홋카이도와 러시아 사할린에 사는 종족)도 문자가 없다. 따라서 획득한 지식을 입으로 전승할 수밖에 없는데, 이때 기억력이 좋은 사람이 전승자로 선택되어 지식을 자손들에게 물려준다. 이들을 장로라고 부른다.
 인디오와 아이누족은 모두 농사를 짓지 않는 수렵민족으로, 문자가 없는 것은 이러한 생활방식과도 관계가 있을 것이다. 하지만 농경 생활을 하려면 과거의 기후나 수확량 등 선례를 비교 분석해서 농사 계획을 철저히 짜야 한다. 따라서 이러한 과거의 경험과 지식을 기록하기 위한 문자가 필연적으로 발명된다. 그리고 수확물을 저장할 정도가 되면 빈부의 격차도 생기고 거래를 하기 위해 화폐도 필요해진다.

문자도 화폐도 없는 원주민들의 세계를 우리는 미개한 문명이라고 얕보기도 한다. 그러나 그들은 빈부의 격차도 없고 몸과 마음에 부담도 주지 않는 생활을 하고 있다. 피곤하면 사냥에 나가지 않고 며칠씩 굶는다. "배가 고프지 않냐"고 물으면 "안 먹어도 된다. 지금은 자는 것이 중요하다"고 대답한다.

그들은 감정 표현이 풍부해 즐거우면 웃고 슬프면 울며 기분이 나쁘면 화를 내지만, 행복이나 불행, 외로움 같은 복잡한 개념은 갖고 있지 않다. 과거의 일에 얽매여 후회하거나 미래를 걱정하는 일도 없다고 한다. **과거에 신경 쓰지 않으므로 누구도 자신의 나이를 정확히 알지 못한다.**

혈관 장애와 같은 현대인에게 흔한 생활습관병도 그들에게는 거의 찾아보기 어렵다. 물론 감염증 등으로 유아 사망률이 높고, 독사나 맹수에 물려 죽는 사람이 많기 때문에 평균 수명은 현대인보다 낮다. 하지만 성인이 된 사람은 상당히 오래 살고 백 살이 넘은 것으로 추정되는 사람도 많다고 한다.

현대인이 잃어버린
감성의 중요함

미나미 겐코 씨의 이야기를 통해 느낀 것은 인디오들은 현대인이 잃어버린 인간 본연의 날카로운 감각을 간직한 채 대자연 속에서 자유롭게 살아가고 있다는 점이다. 앞에서도 이야기했듯이 문자가 없는 것이 기억력이나 감성을 기르는 데 유리하게 작용했을지도 모른다. 그들은 아주 멀리까지 내다볼 수 있을 만큼 시력이 좋으며, 울음소리만 듣고도 어떤 동물인지, 그곳까지 거리가 얼마나 되는지, 심지어 그 동물이 덮칠 낌새가 있는지 없는지도 알 수 있다고 한다.

  인간은 애초에 이러한 감성을 가지고 있었으나, 언제부터인가 그것을 잃어버리고 말았다. 텔레비전이나 컴퓨터 앞에 앉아 있기만 하면 세계의 온갖 정보를 손에 넣을 수 있지만, 직접 보고 만지고 느끼는 체험의 기회는 줄어들었다. 문자 덕분에 지식을 공유할 수 있게 되었으나, 지식에 지나치게 의존한 결과 여러 가지 폐단도 나타났다. 또한 **자신의 경험보다는 과거의 지식을 중요하게 생각하게 되었다.**

의사도 마찬가지다. 대부분의 의사들은 의학 지식에 매몰되어 감각이 둔해져 있다. 눈앞에 있는 병을 책에서 배운 서양 의학의 영역으로밖에 이해하지 못하며, 자신이 알고 있는 지식으로 예측할 수 없는 것은 아예 무시해버린다. 시야가 좁고 글자로 배운 지식에만 의존하기 때문에, 어째서 그런 일이 일어나는지 호기심을 가지고 여러 각도에서 사고하지 않는 것이다.

따라서 말기암 환자가 온열요법이나 건강보조 식품으로 나았다는 사례를 들어도 자신의 지식 범위 안에서는 이해할 수 없는 일이므로, 그것은 우연에 지나지 않는다고 치부한다. "그런 일은 있을 수 없다"고 화를 내거나, "그런 말도 안 되는 치료법을 추종하는 환자는 진료할 수 없다"며 내쫓기도 한다.

그들이 화를 내는 것은 자신의 지식으로는 알 수 없다는 사실에 불안을 느끼기 때문이다. 소위 수재들만 들어가는 의과대학을 졸업해서 의사가 된 사람들이니, 자신감이 지나쳐 권위주의에 빠지기 쉽다. 그러나 의사라는 직업은 병으로 고통 받고 있는 사람을 상대하는 것이 일이다. 완고한 사고방식이나 대응으로는 상대방의 마음을 이해하고 움직이는 치료를 할 수 없다.

의사뿐만 아니라 우리들 대부분은 인간이 본래 가지고 있는 생명력, 즉 '감성'을 잃어가고 있는 것 같다. 몸의 소리에 더욱 귀를 기울여 인간 본연의 살아가는 힘을 되찾아야만 할 것이다.

너무 많아도
너무 적어도 좋지 않다

 우리 인간이 살아가는 데 반드시 필요한 것은 무엇일까? 산소, 온도, 물, 태양빛, 중력 등등. 이렇게 손꼽아보면 재미있는 사실을 깨닫게 된다. **인간에게 필요한 것은 너무 많아도 너무 적어도 안 된다는 사실이다.**

 산소가 부족하면 당연히 죽는다. 반대로 너무 많으면 몸속에 활성산소가 지나치게 늘어나 조직을 파괴하므로 결국 죽게 된다. 온도가 너무 높거나 너무 낮아도 위험하다.

 그러면 물은 어떨까? 우리 몸은 수분이 60퍼센트를 차지하고 있으므로 물이 중요하다는 것은 두말할 나위가 없다. 수분이 부족하면 땀을 많이 흘릴 경우 혈액이 농축되어 뇌경색이 일어날 위험이 있다. 요즘에는 수분을 많이 섭취하는 것을 당연하게 생각하며, 건강법 중에는 물을 대량으로 마시는 것도 있다. 물을 많이 마시면 몸속의 노폐물이 소변을 통해 원활하게 배출되기 때문이다.

그러나 몸속에 수분이 많이 들어오면 그것을 처리하는 신장에 부담을 주게 되며, 수분을 다 처리하지 못하면 몸에 물이 차서 부기나 냉증이 생긴다.

반대로 물을 적게 마시는 건강법도 있다. 물을 마시면 위액이 희석되어 소화효소나 위의 산도가 떨어진다. 따라서 밥을 먹은 직후에는 물을 먹지 않는 편이 좋다. 열대 지역에 파병된 군인들 가운데 말라리아나 콜레라에 걸리지 않고 살아남은 경우는 대개 물을 마시지 않은 이들이었다.

이처럼 물을 많이 마시는 것도 적게 마시는 것도 일장일단이 있으므로 너무 한쪽으로 치우치지 않는 것이 좋다.

염분과 미네랄도 몸에 필요한 것들이다. 우리 몸의 수분은 염분을 함유하고 있다. 세포에 따라 성질은 조금씩 다르지만, 염분은 생리 기능에 중요한 역할을 하며 몸속의 염분 농도는 일정하게 유지되고 있다. 따라서 염분이 없으면 생명을 유지할 수 없다.

그러나 염분의 과다 섭취는 고혈압, 신장염, 심장병 등의 원인이 된다. 2차 세계대전 후 일본에서는 '염분 적게 섭취하기' 운동이 벌어졌다. 특히 도호쿠 지방은 뇌졸중 환자가 많아서 이 운동에 아주 적극적이었는데, 그중에서도 아오모리는 '과일을 많이 먹자'는 취지에서 사과를 장려했다. 그 결과 전에는 없었던 냉증 환자가 급격하게 늘어났다. 연구자들은 이들의 공통점이 염분은 삼가고 사과를 많이 먹은 것이라고 지적했다.

 염분을 거의 섭취하지 않으면, 염분이 부족해서 혼수상태에 빠지는 경우도 있다. 한여름에 땀을 많이 흘릴 때는 수분만이 아니라 염분도 보충해주어야 한다. 염분이 부족해 혈중 나트륨이온 농도가 낮아지면, 우리 몸은 이 농도를 일정한 범위로 유지하기 위해 땀이나 소변을 더 배출한다. 이 때문에 몸속의 수분이 한층 더 부족해져 열사병이나 경련을 일으키기도 한다.

 염분을 섭취할 때는 머리로 생각하기보다 몸의 소리를 듣는 것이 좋다. 예를 들어 음식에 간장을 뿌리고 싶다는 생각이 직감적으로 들 때는 몸이 염분을 원한다고 생각하면 된다. 반면에 메밀국수의 짭짜름한 국물을 남김없이 마시고 나면 갈증이 나서 물을 몇 잔이나 들이켜게 된다. 이때 갈증이 나는 것은 염분을 지나치게 섭취했기 때문에 물로 희석하라는 몸의 소리다.

햇빛을 적게 받으면
마음의 병이 생긴다

요즘에는 자외선 때문에 햇빛도 마음대로 쪼일 수 없는 상황이 되었다. 자외선을 지나치게 많이 받는 것은 위험하지만 햇빛을 피하기만 하는 것도 문제다. 우리는 어릴 적에 밖에서 마음껏 뛰놀며 햇볕에 새까맣게 타야 건강하다는 말을 들었다. 다들 그렇게 했지만 피부암이 문제가 된 적은 없었다.

물론 자외선은 피부암을 유발하고 기미나 주근깨의 원인이 되며 피부 노화를 촉진한다. 상식적으로 생각해도 한여름에 해수욕장에서 몇 시간이나 뜨거운 햇살에 피부를 노출시키는 것은 위험한 일이다. 여성들이 햇빛에 예민해지는 것도 당연하다. 하지만 이것도 정도의 문제다.

최근의 한 연구 결과에 따르면 뇌 속의 세로토닌 신경을 활성화하려면 아침에 30분 정도 햇빛을 받아야 한다고 한다. 뇌 속에 세로토닌이 부족하면 우울해지거나 쉽게 화를 내게 된다. 은둔형 외톨이나 우울증이 있거나 감정을 조절하지 못하고 폭력 행동을 보이는 사람이 늘어난 것도 세로토닌 신경의 약화가 하나의 원인으로 지목된다.

자율신경의 관점에서 봐도 햇빛은 아주 중요한 역할을 한다. **햇빛을 적게 받으면 부교감신경이 계속 우위가 되기 때문에 지나치게 예민해지고 상처도 쉽게 받는다.** 그러면 더욱 집 안에만 틀어박혀 있게 되므로 상태는 점점 더 나빠진다. 자살하는 아이들 가운데는 밖에 나가 놀지 못하고 쉽게 상처를 받는 타입이 많다. 이런 아이들은 림프구의 비율이 지나치게 높고, 내성적인 성격이며 피부는 희고 여러 가지 자극에 예민하다.

이처럼 태양빛은 인간의 정서에 큰 영향을 미친다. 햇빛을 너무 많이 받으면 피부에는 좋지 않지만, 요즘은 자외선을 차단해주는 제품이 다양하게 나와 있으므로 이것을 활용하면 된다. 자외선이 나쁘다는 말을 듣고 무조건 그 지식에만 의존하는 태도로는 결코 몸의 소리를 들을 수 없다.

한편 운동이나 여러 가지 활동은 대부분 중력을 거스르는 것들이다. 중력을 지나치게 거스르면 피로를 느끼고, 반대로 전혀 거스르는 일 없이 움직이지 않으면 근육이 약해져 아예 거동을 못하게 된다. 우리는 적절하게 중력을 거스르면서 건강을 유지하고 있는 것이다.

따라서 운동이 몸에 좋다고 해도 기운 넘치는 아이들이나 20대라면 모르겠지만, 중년이나 노년층은 지나칠 경우 오히려 몸만 상할 수 있다.

만성 골수성 백혈병에 걸린 70세 남성이 내 강연을 들으러 온 적이 있다. 골수암은 뼈에 큰 부담이 가해질 때 골수가 자극을 받아 생기는 병이다. 장시간 서서 일을 하느냐고 물었더니 정년 퇴직한 지 10년이나 지났고 힘든 일은 하지 않는다고 했다. 운동은 하고 있느냐고 묻자 매일 줄넘기를 수백 번씩 한다고 했다. 뼈에 과도한 부담을 주고 있었던 것이다. 이 남성은 중력을 지나치게 거스른 것이 병의 원인이라고 할 수 있다.

하지만 운동을 아예 하지 않으면 중력에 대응할 수 없기 때문에 몸이 약해져 걷는 것도 힘들어진다. 더 심해지면 무기력한 치매의 세계로 빠지게 된다.

먹는 것도 마찬가지다. 예전에는 먹을 것이 부족해 영양실조로 죽는 사람이 많았다. 하지만 지금은 과식이나 영양 과다가 여러 가지 병을 일으키고 있다.

최근에는 또한 섹스리스가 문제가 되고 있는데, 비료를 지나치게 주면 식물에 꽃이 피지 않는 것처럼 풍요로움이 지나치면 인간도 자손을 남기는 사명을 잊어버리는 것 같다. 반대로 먹을 것이 없어 굶주리는 상황에서는 먹는 것이 먼저이므로 역시 섹스는 뒷전으로 밀려난다. 섹스는 어느 정도 여건이 되어야 가능하지만, 지나치게 풍족해도 욕망이 다른 방향으로 향하기 때문에 무관심해질 수 있다.

　이처럼 인간이 살아가는 데 꼭 필요한 것은 부족해도 문제지만 넘쳐도 문제다. 뭐든지 한쪽으로 치우치는 것은 바람직하지 않다. 이것을 판단하기 위해서도 우리는 몸의 소리에 더욱 귀 기울여야 한다.

70세까지는
일하는 편이 건강에 좋다

일본인의 평균 수명은 남성이 79.00세, 여성이 85.81세(2006년 기준. 한국인은 2008년 기준으로 남자는 76.54세, 여자는 83.29세-옮긴이)이며, 남성의 20.6퍼센트, 여성의 43.9퍼센트가 90세까지 산다고 한다.

따라서 정년 후의 삶이 커다란 관심사가 되고 있다. 지금은 60대가 돼도 체력과 호기심이 젊은 사람 못지않기 때문에 60세에 일을 그만두는 것은 너무 빠르다는 생각이 든다.

지금까지 강조해왔듯이 젊다고 몸을 혹사해가며 일만 하는 것도 안 되지만 체력도 의욕도 충분한 나이에 일을 완전히 그만두는 것 역시 건강을 해칠 수 있다. 물론 취미나 하고 싶은 일이 많아 은퇴 후의 자유로운 시간을 기다려온 사람이라면, 60세에 회사를 그만두고 유유자적하게 생활하는 것도 괜찮을 것이다.

그러나 일만 하고 살아온 많은 사람들은 회사를 그만두고 일에서 완전히 벗어나면 무엇을 해야 좋을지 막막해진다. 게다가 일로 맺어진 인간관계가 전부이기 때문에, 회사를 그만두면 인간관계도 끊어져 허전하기 그지없다. 할 일도, 만날 사람도 없으니 집에서 멍하니 시간을 보내게 된다. 이런 생활이 계속되면 몸은 건강할지라도 머리가 제대로 움직이지 않아 치매가 쉽게 찾아온다.

경제적인 이유와는 별개로, **몸과 뇌를 건강하게 유지하려면 70세까지는 일을 하는 것이 좋다.** 일반적으로 60대 중반을 넘기면 체력이 많이 떨어져 예전처럼 일하기는 힘들다. 65세 이후에도 일을 계속한다면 일의 강도를 조절해야 한다. 매일 일하는 경우는 오후 서너 시 정도에 일을 마치는 것이 좋고, 가능하다면 일주일에 3일만 출근하는 것이 좋다.

경영자라면 회장으로 물러나 재량껏 일을 할 수도 있고, 전문적인 기술을 가진 사람은 프리랜서로 근무하는 방법도 있다. 평범한 직장인은 은퇴 후 일자리를 찾는 것이 어렵다고 생각되겠지만, 자신의 경력을 크게 신경 쓰지 않는다면 얼마든지 일할 수 있다.

출퇴근을 하게 되면 싫어도 몸을 움직일 수밖에 없다. 이 정도의 운동으로도 건강에 큰 도움이 된다. 활기차게 생활을 하면 백혈구의 기능을 어느 정도 좋은 상태로 유지할 수 있기 때문이다. 따라서 **65~70세까지는 몸에 무리를 주지 않는 범위에서 일을 계속하고 취미생**

활도 병행하는 것이 좋다.

가능하다면 죽을 때까지 일을 계속하는 것이 가장 좋다. 그러나 체력이 남아 있는데도 언젠가는 일을 그만둬야 한다면, 일 외에 취미나 관심거리를 미리 찾아둬야 한다.

만약 취미가 바둑이나 장기처럼 정적인 것이라면, 매일 산책을 하거나, 가벼운 등산 또는 하이킹 같은 운동을 병행하는 것이 좋다. 몸

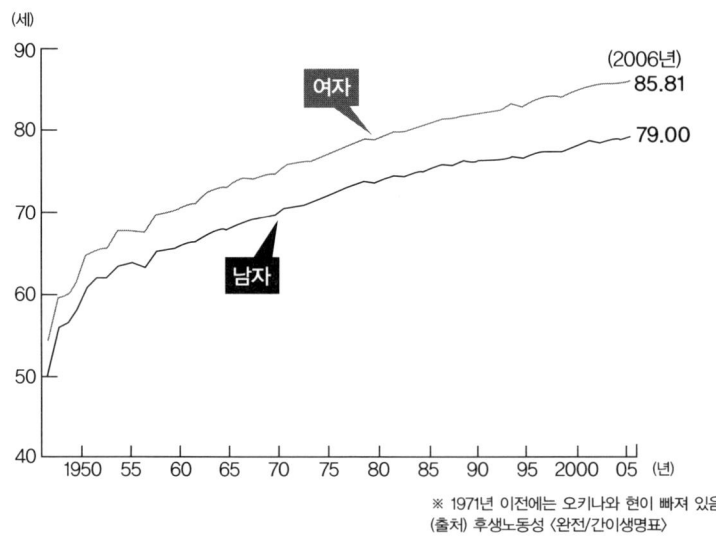

평균 수명의 변화

※ 1971년 이전에는 오키나와 현이 빠져 있음
(출처) 후생노동성 〈완전/간이생명표〉

*참고 : 한국인의 평균 수명 변화

연도(년)		1926~1930	1970	1980	1990	2000	2006
수명 (세)	남	32.4	58.7	61.8	67.3	72.3	75.7
	여	35.1	65.6	70.0	75.5	79.6	82.4

을 움직이면 무기력해지는 일도 없고 신체 기능도 유지할 수 있다.

나이가 들수록 몸을 움직이지 않으면 체력은 급격히 떨어진다. 70대, 80대가 되면 며칠 앓아눕기만 해도 예전의 상태를 회복하기까지 몇 배의 시간이 걸린다.

건강하게
죽는 법

 자신을 스스로 돌볼 수 없고, 가족이나 친구의 이름도 떠올리지 못하며, 인격마저 사라져버리는 치매. 치매는 상상하는 것만으로도 두렵고 슬픈 병이다. 특히 치매에 걸린 가족을 간호해본 사람이라면 세상에서 가장 피하고 싶은 병이 치매라고 대답할지도 모른다.
 치매의 원인은 뇌혈관 장애(뇌졸중)나 알츠하이머병인 경우가 많다. 생활에 지장을 가져오는 인지기능 장애가 나타났을 때는 대부분 이러한 질환으로 진단받는다.
 뇌혈관성 치매는 뇌혈관이 막히거나 터져 그 부분의 뇌 기능이 고장나면서 건망증 등이 일어나는 것이다. 두통, 현기증, 귀 울림, 마비 등이 나타나는 경우도 있다. 장애가 일어난 부위에 따라 특정한 능력은 떨어지지만 다른 능력은 비교적 정상적으로 유지되기도 한다. 예를 들어 기억장애는 심각해도 인격이나 판단력은 변하지 않는 경우가 많다.

뇌혈관 장애는 화상 진단으로 아주 작은 병변이 발견돼도 그것이 치매 증상의 원인인지 아닌지 판별하기 어렵다. 지금까지는 이러한 병변이 있으면 뇌혈관성 치매라고 진단했지만, 실제로는 뇌혈관 장애를 동반하는 알츠하이머형 치매인 경우가 많다.

최근에 증가하고 있는 치매는 바로 알츠하이머형 치매다. 병리학적인 특징으로는 뇌 조직이 위축되어 대뇌피질에 노인반이 출현한다. 노인반이란 베타아밀로이드라는 독성물질이 침착된 것이다. 또한 알츠하이머형 치매에 걸리면 기억과 관련이 있는 것으로 알려진 아세틸콜린이라는 신경 전달물질이 감소한다. 알츠하이머병의 원인은 정확히 알 수 없지만, 병 자체는 노폐물 침착을 의미하므로 그 근원에는 혈류 장애가 있다고 하겠다.

노폐물은 알루미늄, 철 등의 금속을 중심으로 쉽게 뭉치는 성질이 있다. 그래서 한때 알루미늄으로 만든 제품이 위험물로 취급된 적이 있었다. 물론 지금은 받아들여지지 않지만, 알루미늄이온을 섭취하면 알츠하이머형 치매에 걸린다는 설까지 있을 정도였다. 알루미늄 제품은 맥주나 청량음료수 등 캔 용기로 가장 많이 쓰이는데, 음료수에 아주 적은 양이라도 알루미늄이 녹아 있을 가능성은 있다.

그러나 우리 몸속에 금속이 위험 수준까지 축적되려면 매일 수십, 수백 개씩 캔 음료수나 맥주를 마셔야 한다. 실제로 그렇게 많이 마시는 경우는 없으므로 금속을 치매의 원인으로 보기는 어렵다.

그렇다면 역시 생각해볼 것은 혈류 장애다. 예를 들어 만성적으로 혈압강하제를 복용하면 순환 장애로 뇌에 혈류 장애를 일으킬 수 있으므로 치매에 걸릴 위험이 높다. 운동 부족도 혈류 장애의 원인이 된다. 체온을 떨어뜨려 혈액 순환에 문제를 일으키기 때문이다.

치매는 보통 65세 이상의 노인이 많이 걸리지만 최근 들어 중년층에서도 치매 환자가 급증하고 있다. 유전적 요인도 있겠지만, 대부분의 치매는 과로나 극심한 스트레스로 인한 혈류 장애 때문에 생긴다.

아무리 오래 살아도 병석에 누워만 지내거나 치매에 걸려 자신이 누군지조차 모른다면 인생을 즐길 수가 없다. 장수의 첫 번째 조건은 건강 유지다. 이를 위해서는 무엇보다 과로를 피해야 하지만, 그렇다고 지나치게 편한 생활도 좋지 않다. 기본적으로 **체조를 하거나 운동하는 습관을 들이고 목욕으로 긴장을 풀고 몸을 따뜻하게 해주어야 한다**. 이것만으로도 큰 병을 예방할 수 있다. 그리고 호기심을 잃지 않는 것이 중요하다.

내 소망은 백 살까지 건강하게 살다가, 내 힘으로 식사를 하지 못하게 되면 식음을 끊고 죽음을 맞이하는 것이다. 백 살까지 사는 것은 쉬운 일이 아니겠지만, 면역을 연구하고 건강한 삶을 강조해왔으니 그 정도까지는 건강하게 살아야 한다고 자신을 격려하고 있다.

오래 사는 것만이
좋은 것은 아니다

살아가는 방식은 사람마다 다르며, 오래 사는 것이 능사는 아니다. 예를 들어 후세에 길이 남을 명작을 많이 쓴 소설가 나쓰메 소세키(1867~1916)는 49세로 세상을 떠났고, 모차르트(1756~1791)는 35년이라는 짧은 생애에 수많은 걸작을 남겼다. 오래 살지 않아도 위대한 업적을 남긴 사람은 수없이 많다.

  건강이 우선이지만, 어떠한 형태로든 사회에 공헌하고 다음 세대에 무엇인가를 남기는 것은 의미 있는 일이다. 하지만 우리는 보통 사회 공헌 같은 것을 생각하고 살지는 않는다. 평범한 직장 생활을 하다가 정년을 맞이한 사람에게 '당신은 어느 정도 사회에 공헌했느냐'고 물었을 때 제대로 대답할 수 있는 사람은 얼마 되지 않을 것이다.

위대한 소설가나 음악가처럼 후세에 이름을 남기는 것만이 사회 공헌은 아니다. 봉사 활동처럼 세상에 도움이 되는 일을 직접 해야만 하는 것도 아니다.

예를 들어 의사처럼 생명을 구하는 일에 직접 관여하면 사회 공헌을 실감하게 된다. 나는 더 많은 사람이 건강한 삶을 누릴 수 있도록 독자적으로 연구하고 많은 이들에게 그것을 알림으로써 삶의 보람을 느낀다.

평범한 직장인으로서 자신이 맡은 일을 완수하는 것도 훌륭한 사회 공헌이다. 모두 사회에 필요하기 때문에 존재하는 일이므로, 자신은 그저 먹고살기 위해 일하는 것 같아도 나름대로 사회에 공헌하고 있는 것이다. 오히려 자신의 일에 긍지도 보람도 느끼지 못하고 적당히 일하는 것이 문제다.

나는 이 책에서 현대인은 일을 너무 많이 하기 때문에 적당히 해야 한다고 주장해왔다. 하지만 이것은 어디까지나 **병이 생길 정도로 과로하지 말라는 것으로, 적당히 놀면서 하라는 말이 아니다.** 열심히 일해야 할 때 자기 건강만 챙기느라 일을 대충 처리해서는 곤란하다.

일도, 노는 것도 어중간하게, 무슨 일이든 안전만 생각하며 정년을 맞이하고 또 그렇게 노년을 보내는 사람이 있다. 이런 식이라면 90세, 100세까지 산다 한들 무슨 의미가 있을까? 물론 본인이 이러한 삶에 만족한다면 이러쿵저러쿵할 일은 아니다. 그러나 인생의 목적이 그저 건강하게 오래 사는 것이라면 뭔가 잘못된 것이 아닐까? 건강하게 오래 살고 싶다고 생각하는 것은 자신의 일을 제대로 완수하기 위해서다. 내가 백 살까지 살고 싶은 것도 나의 면역 이론을 더 많은 사람들에게 전하고자 하는 소망 때문이다.

긴 인생이 그저 편하고 평탄하기만 한 것보다는, 조금 힘은 들어도 일에 모든 것을 걸고 몰두하는 시기가 있는 편이 좋다. 사실 한창 일할 나이인 30~40대에 건강을 최우선으로 생각하기란 힘들다. 지나치게 무리하는 것은 위험하지만 필요할 때는 전력질주도 해야 한다.

이때 제대로 힘을 발휘하려면 평소에 체력을 길러두고 그것을 계속 유지해야 한다. 무리를 하면서 잘못된 방향으로 가고 있을 때는 몸이 우리에게 알려줄 것이다. 그 소리를 제대로 들을 수 있도록 우리가 잃어버린 인간 본연의 감성도 길러두자.

제7장

병에
안 걸리는
운동과
식사

시작은
걷기부터

마지막으로 몸을 건강하게 하는 생활습관에 대해 이야기해보자.

최근 들어 걷기가 인기를 끌고 있다. 걷기는 우리 몸의 가장 기본적인 움직임으로, 꾸준히 계속하면 하반신의 근육이 튼튼해지고 혈액 순환도 좋아진다.

인류의 역사가 시작된 이후 인간은 사냥과 채집을 하고 농사를 짓는 등 살기 위해 부지런히 몸을 움직여왔다. 이러한 활동의 기본은 두 다리로 걷거나 달리는 하반신 운동이었다. 이를 통해 인간은 건강을 유지해온 셈이다.

하지만 지금은 대부분의 일이 책상 앞에서 이루어지기 때문에 몸을 움직일 기회가 별로 없다. 특히 문제가 되는 것은 하반신을 거의 사용하지 않는다는 점이다. 우리 몸의 근육은 70퍼센트 이상이 하반신에 집중되어 있기 때문에, 하루 종일 꼼짝하지 않고 책상 앞에만 앉아 있으면 신체 능력이 급격히 떨어진다.

생활습관도 하반신을 약하게 하는 방향으로 변화했다. 대표적인 예가 서양식 화장실의 보급이다. 옛날 화장실은 쭈그리고 앉아 볼일을 보는 스타일이었기 때문에 스쿼트(무릎을 굽혔다 폈다 하는 운동) 효과가 있어 자연스럽게 무릎과 발목이 단련되었다. 교통수단의 발전으로 걸을 기회가 줄어든 것도 하반신이 부실해진 원인이다.

이처럼 현대에 오면서 인간은 진화를 통해 얻은 자연스럽게 몸을 사용하는 기회, 그중에서도 몸의 기본인 하반신을 단련하는 기회를 거의 잃고 말았다. 이제는 이러한 기회를 일부러라도 만들어야 하는 상황이다. 가장 좋은 방법이 걷는 것이다.

걷는 속도는 자신의 나이와 체력에 맞추되 걷기가 즐겁게 느껴질 정도가 적당하다. 물론 건강을 위해서는 보통 걸음보다 조금 빨리, 그리고 조금은 몸에 부담을 주는 편이 좋지만, 평소에 운동을 하지 않는 사람이 갑자기 무리를 하면 오히려 무릎이나 발목을 다칠 수 있다. 그렇다고 너무 천천히 걸으면 근육이 단련되지 않으므로, 크게 부담이 되지 않으면서 기분 좋게 걸을 수 있는 속도를 스스로 찾도록 한다.

배근육과 등근육을
단련하는 간단 체조

걷기는 하반신의 근육을 단련하는 데 가장 기본이 되는 운동이지만, 건강을 유지하려면 이것만으로는 충분하지 않다. 배근육과 등근육은 걷는 것만으로는 단련되지 않기 때문이다. 옛날에는 무거운 짐을 들어 올리거나 옮길 기회가 많아 등근육과 배근육을 자주 사용했지만 지금은 이러한 일을 차가 대신해준다. 생활이 편리해진 덕분에 근육을 자연스럽게 단련할 기회가 사라진 것이다.

따라서 배근육과 등근육도 의식적으로 단련해야 한다. 그렇다고 꼭 힘든 운동을 하라는 말은 아니다. 젊은 사람이라면 웨이트트레이닝 같은 것을 해도 되겠지만, 중년에 접어들면 그렇게까지 무리를 할 필요는 없다.

내가 추천하는 것은 몸을 흔드는 운동이다. 예를 들어 팔을 들어

올리고 몸 전체를 앞뒤로 흔들어준다. 손을 올리는 것만으로 가슴 근육을 비롯한 상반신 근육을 쓰게 되고, 몸을 앞뒤로 흔들면 배와 허리 근육을 사용하게 되므로 긴장이 풀어져 몸이 유연해진다. 이때 몸을 앞으로 굽혔다 펴는 동작을 병행하면 좋다. 몸을 앞으로 굽힐 때는 배근육이 단련되고 뒤로 젖힐 때는 등근육이 단련되기 때문이다.

배근육이나 등근육을 단련하지 않으면 새우등이 되기 쉽다. 등이 굽으면 가슴 부분을 압박해서 혈류 장애가 일어나고 이것이 더 진행되면 폐암이 될 수 있다. 등이 구부정해서 항상 가슴을 압박하는 자세로 있는 사람은 폐암에 걸리기 쉽다. 예를 들어 하루 종일 책상 앞에 앉아 일하거나 구부정한 자세로 컴퓨터를 하는 사람은 상당히 위험하다.

배근육과 등근육을 단련하는 체조는 1회에 5~10분 정도면 충분하다. 늘 앉아서 일을 하는 사람은 두 시간에 한 번 정도 이러한 체조를 하는 것이 좋다.

걷기나 체조를 할 때 중요한 것은 꾸준히 하는 것이다. 한 번에 몰아서 하면 건강에 도움이 되지 않는다. 생활습관으로 삼아 매일 규칙적으로 반복한다.

나는 하반신의 근력은 좋은 편이지만 상반신의 근력이 약해서, 몸을 앞뒤로 흔드는 동작과 병행해 매일 팔굽혀펴기 20회, 턱걸이 10회를 하고 있다. 그래도 15분 정도밖에 걸리지 않는다. 근육은 나이가 들어도 강화할 수 있다. 예순이 넘은 나도 한 달간 팔굽혀펴기와 턱걸이를 계속했더니 근육이 붙었다.

나는 매일 아침 4시 반에 일어난다. 일어나면 바로 잡초를 뽑거나 쓰레기를 버리는 등 간단한 집안일로 몸을 조금 풀어준 다음 산책에 나선다. 컨디션이 좋을 때는 산책 도중에 60미터 정도 전력질주를 하기도 한다. 무릎을 굽혔다 펴거나 발을 힘차게 구르는 등 하반신 운동도 적당히 섞는다. 다 끝나면 한 시간 정도 걸린다.

물론 피곤할 때는 더 짧게 끝내고 비가 올 때는 나가지 않고 집에서 음악을 듣지만, 일주일에 최소한 4~5회는 산책을 하고 있다. 집에 들어오면 마무리로 라디오체조(국민체조)를 한다. 그리고 아침을 느긋하게 먹고 집을 나서 8시쯤에 학교에 도착한다. 바싹 긴장해서 일을 하다 보면 아무래도 몸이 뻣뻣해지기 때문에 중간에 간간히 몸을 흔들어주는 체조도 하고 있다.

림프액의 흐름을
항상 원활하게!

 우리 몸은 항상 중력의 영향을 받기 때문에 체액이 하반신에 모이기 쉽다. 따라서 가끔 물구나무를 서거나 누워서 손발을 흔들어주면 체액의 흐름이 원활해지고 부기를 가라앉히는 데도 도움이 된다.
 체액이란 우리 몸속을 흐르는 액체로 혈액, 림프액, 조직액 등이 있다. 우리 몸의 제1순환계가 혈액이라면, 림프계는 제2순환계라고 할 수 있다. 혈액은 심장의 펌프질에 의해 일정한 리듬으로 온몸을 순환한다. 혈액의 순환을 간략하게 정리해보면, 동맥을 통해 산소나 영양분을 온몸의 세포에 공급하고 세포가 배출하는 이산화탄소나 노폐물을 받아 정맥을 통해 다시 심장으로 돌아온다.
 동맥에서 흘러나온 혈액은 온몸에 퍼져 있는 모세혈관으로 흘러들어간다. 이 혈액의 일부(혈장 성분)는 모세혈관에서 조직 사이로 스며드는데, 이 체액이 바로 조직액이다. 조직액은 각 세포에 영양을 공급하고 세포로부터 노폐물을 받아 다시 모세혈관을 통해 정맥으로 흡수된다.

이때 모세혈관으로 들어가지 않고, 정맥을 따라 온몸에 분포하는 미세한 림프관으로 흘러들어가는 조직액이 있다. 이것이 림프액이다. 림프액은 불필요한 단백질 등 노폐물을 회수하는 역할을 한다.

즉 림프액이란 모세혈관에서 스며 나온 혈액의 일부로, 주로 혈장과 백혈구의 일종인 림프구로 구성되어 있으며, 적혈구는 들어 있지 않다. 림프관에 모인 조직액(림프액)은 림프절을 지나 정맥으로 합류한다. 즉 조직액과 림프액은 같은 것으로 조직 사이에 고여 있으면 조직액이 되고, 림프관으로 들어가면 림프액이 된다.

림프액은 혈액과 마찬가지로 세포가 배출한 노폐물을 회수하는 역할을 할 뿐만 아니라, 외부에서 침입한 세균이나 바이러스로부터 우리 몸을 지키는 면역 작용도 한다. 림프절은 그물 형태의 피질과 림프구로 구성되어 있어 림프액의 여과기 역할을 해내고 있다. 여기서 림프액 속의 이물질을 제거하고 세균이나 바이러스에 대항하는 면역체를 만든다.

즉 림프절의 백혈구, 그중에서도 림프구는 암세포나 세균, 바이러스 등으로부터 우리 몸을 보호하고 있다. 림프액과 함께 림프절로 운반된 병원체를 아주 촘촘한 망으로 걸러내 그것을 림프구가 처리하는 것이다.

다 처리하지 못한 이물질이나 병원체는 림프절에 일시적으로 모인다. 이 때문에 림프절이 부어오른다. 암에 걸리면 림프절 절제 수술을 하는 것도 림프절에 암세포가 모여 있기 때문이다.

이처럼 림프계는 동맥 → 조직액 → 림프액 → 림프관(→ 림프절) → 정맥 → 동맥을 따라 순환하고 있다. 림프계와 혈관계의 차이점은 혈관계가 심장을 중심으로 한 '닫힌(폐쇄) 순환계'라고 하면 림프계는 '개방된 순환계'라는 점이다. 혈관계는 온몸에 쉴 새 없이 혈액을 내보내는 심장이라는 펌프가 있지만, 림프계는 그러한 기관을 갖고 있지 않다. 이 때문에 림프계가 받는 압력은 낮고 흐르는 속도도 늦어 림프액은 안정 상태에서는 거의 흐르지 않는다.

림프액은 근육을 움직여야(운동을 해야) 흐른다. 문지르거나 마사지를 해주거나 몸을 움직여야 림프액이 일정한 방향으로 흐르는데, 이것은 림프관에 정맥과 마찬가지로 역류를 방지하는 반월판이 있기 때문이다.

손이나 발 등 우리 몸의 끝부분이 붓는 것은 체액의 흐름이 멈춰 있기 때문이다. 따라서 이 체액을 림프관에 모아 제대로 흐르게 하면 부기가 빠진다. 그러나 림프관에는 판막(반월판)이 있기 때문에 운동이나 마사지로 림프관을 자극하지 않으면 림프액은 흐르지 않는다. 림프관을 자극해야 판막이 열려 림프액을 이동시킬 수 있다.

장거리 항공여행의 적으로 알려진 이코노미클래스 증후군은 장시간 같은 자세로 앉아 있었던 탓에 다리 정맥의 피가 제대로 흐르지 않아 무릎 뒤쪽의 정맥에 혈전이 생기는 질환이다. 정맥의 판막 기능이 일시적으로 멈춰 혈액이 원활히 흐르지 못하는 상태이므로, 이 경우는 수분을 섭취하는 것도 중요하지만 몸을 움직여주면 쉽게 개선할 수 있다.

근육은
쓰지 않으면 약해진다

근육은 조금만 쓰지 않아도 즉시 약해진다. **1~2주일 정도는 괜찮다고 생각하겠지만, 이 정도로도 근육에 영향을 주게 된다.** 따라서 매일 꾸준하게 운동하는 것이 좋다. 물론 간단한 운동으로 충분하다. 만약 젊은 사람이 웨이트트레이닝으로 근육을 키우고 싶다면 하루나 이틀 걸러 한 번씩 근력 운동을 하는 것이 효과적이다. 격렬한 근력 운동을 매일 반복하는 것은 오히려 역효과를 가져온다.

근력이 강하면 교감신경이 우위가 되고, 근력이 약하면 부교감신경이 우위가 된다. 울퉁불퉁한 근육을 자랑하는 보디빌더 같은 체격을 유지하려면 평소에 엄청난 양의 운동을 해야 한다.

예를 들어 맨손으로 소를 때려잡았다는 극진가라데의 창시자 최배달 선생은 몸을 끊임없이 단련해서 엄청난 근력과 근육을 자랑

했다. 그러나 그 정도 되는 몸을 만들고 유지하기 위해 하루도 빠짐없이 고된 훈련을 해야만 했을 것이다. 그렇게 되면 교감신경의 긴장 상태가 계속되어 수명을 단축하게 된다. 최배달 선생은 누가 봐도 탄성이 나올 만큼 멋진 육체를 가졌지만, 안타깝게도 72세에 폐암으로 세상을 떠났다.

근육을 특별히 키워야 할 이유가 없는 우리는 적당한 근육으로도 충분히 건강을 유지할 수 있다. 운동을 적절하게 하면 몸이 피로를 느끼기 때문에 밤에 숙면을 취할 수 있다. 평소에 운동을 전혀 하지 않는 사람은 몸이 휴면 상태에 완전히 익숙해져 느긋하게 휴식을 취할 수 없다. 건강을 유지하려면 적당하게 움직이고 적절하게 쉬는 완급 조절이 필요하다.

요즘에는 중장년층을 중심으로 요가, 태극권, 기공 같은 것이 유행하고, 여성들 사이에서는 스포츠댄스가 인기를 끌고 있다고 한다. 몸에 좋다는 체조나 마사지에 대한 정보도 차고 넘칠 정도로 많다. 스포츠클럽도 전국 각지에 퍼져 있어 마음만 먹으면 누구나 손쉽게 운동을 즐길 수 있다.

하지만 이중에서 자신의 몸에 맞는 운동을 찾아야 한다. 자신에게 맞지도 않는데 다들 하고 있다는 이유로 억지로 선택할 필요는 없다. 예를 들어 고령자라도 쉽게 할 수 있다는 진향법(眞向法)이라는 체조가 있다. 이것은 유연성에 무게를 둔 체조로, 기본 동작이 네 가지(양 발바닥을 붙이고 상체 숙이기, 두 다리를 앞으로 뻗고 상체 숙이기, 두 다리를 벌리고 상체 숙이기, 무릎 꿇고 앉아서 상체 뒤로 젖히기)뿐이기 때문에 하루에 3분만 투자하면 된다.

   하지만 이렇게 쉬운 체조도 내게는 만만치 않았다. 몸은 유연한 편이라고 생각하지만 팔다리가 짧은 체형이라 힘이 들었다. 진향법은 팔다리가 길고 몸이 유연한 사람에게 맞는 체조다. 유연성이나 체형은 각자 다르기 때문에 자신에게 맞는 운동을 선택하는 것이 가장 좋다고 생각한다.

자신에게 맞는 음식은
스스로 찾는다

체조나 운동과 마찬가지로 건강에 좋은 음식이나 식사법에 대해서도 여러 가지 정보가 넘쳐나고 있다. **내가 권하는 식사법은 현미채식**으로, 나 역시 현미밥을 먹은 뒤로 건강이 아주 좋아졌다. 지금은 도시락도 현미로 준비해 세 끼 모두 흰쌀을 섞지 않고 현미만 먹고 있다. 현미는 섬유질과 배젖 부분의 영양분을 그대로 간직하고 있어 비타민과 미네랄이 풍부하다.

현미는 딱딱하기 때문에 아무래도 꼭꼭 씹어 먹게 된다. 꼭꼭 씹어 먹는 것은 그 자체로도 몸에 좋을 뿐 아니라 적은 양으로도 포만감을 느끼게 되어 과식을 피할 수 있다.

현미가 몸에 맞지 않거나 도저히 맛이 없어 못 먹겠다면 흰쌀을 섞어서 먹거나, 현미 대신 보리나 잡곡을 섞어 보리밥이나 오곡밥으로 먹는 방법도 있다. 병 때문에 식사 제한이 필요한 경우는 어쩔 수 없지만, 몸이 건강하다면 무리를 하면서까지 현미를 먹을 필요는 없다. 몸에 좋은 식품 중에 자신에게 맞는 것을 찾으면 된다.

상담을 하다 보면 "이런 병에 걸렸는데 뭘 먹으면 될까요?"라고 묻는 사람이 많다. 하지만 내 답은 늘 정해져 있다.

"스스로 생각해보세요."

어떤 것이 몸에 좋고, 어떤 영양분이 들어 있는지는 인터넷이나 책에서 쉽게 찾아볼 수 있으므로, 자신에게 맞는 식사법을 스스로 선택하는 것이 바람직하다. 자신의 감각을 활용하라는 얘기다. 이것도 몸의 소리에 귀 기울이는 습관이다.

아침은
안 먹어도 상관없다

 우리는 옛날부터 "아침은 꼭 먹어야 한다", "세 끼 꼬박꼬박 먹는 것이 좋다"는 말을 들어왔다. 그러나 아침을 거르는 것이 반드시 나쁜 것은 아니다.

 단식을 중심으로 한 독자적인 건강법으로 유명한 이시하라 유미 선생의 식사법은 아침에는 당근사과 주스만 마시고 점심에는 메밀국수 등으로 가볍게 해결하며 저녁은 마음대로 먹는 것이다. 밤에는 일시적인 단식을 하고 있는 셈이므로, 아침에 공복을 유지하는 것이 위에 부담을 주지 않고 하루를 가볍게 시작할 수 있다고 한다. 또한 현대인은 과식을 하는 경향이 있으므로 아침을 먹지 않으면 영양 과다도 피할 수 있다.

 밤늦게까지 일을 하다 보면 저녁식사는 아무래도 늦어질 수밖에 없다. 밤 9시 이후에 식사를 할 경우 가장 좋지 않은 점은 지방이 축적되어 살이 쉽게 찐다는 것이다. 하지만 밤늦게 식사를 해야 하는 경우도 생기고, 회식이나 술자리가 있으면 더 늦은 시간까지 계속 뭔가를 먹게 된다.

이런 경우에는 어차피 속이 더부룩해서 입맛도 없을 테니 다음 날 아침식사는 건너뛰는 편이 낫다. 하루에 섭취하는 총 칼로리가 줄어들어 비만도 방지할 수 있다.

아침 단식은 밤늦게까지 깨어 있는 현대인에게 아주 잘 맞는 건강법이다. 그러나 나처럼 하루를 일찍 시작하는 사람은 7시만 돼도 배가 고프기 때문에 아침식사가 너무나 맛있다. 그리고 아침을 먹으면 잠도 확실히 깬다.

아침식사는 반드시 먹어야 하는 것도 아니고, 그렇다고 안 먹는 편이 좋은 것도 아니다. 중요한 것은 '내 몸이 먹고 싶어하느냐 아니냐'다. 배가 고프고 식욕이 있으면 먹고, 식욕이 없으면 안 먹으면 된다. 아침을 제대로 먹느냐 안 먹느냐 하는 문제보다 균형 잡힌 식사에 초점을 맞추어야 한다.

식사를 할 때는 과식을 하지 않는 것이 가장 중요하다. 모자란 듯이 먹으라는 말이 있듯이 건강을 위해서는 소식이 좋다. 쥐 실험에서는 배가 충분히 부를 정도로 먹이를 준 쥐보다 식사 제한을 한 쥐가 오래 살았다. 이것은 인간도 마찬가지다. 특히 40대 중반을 넘어가면 과식은 되도록 삼가야 한다.

지금까지 건강에 도움이 되는 운동과 식사에 대해 살펴보았다. 요컨대 내가 권하는 건강법은 '자신에게 맞는' 운동을 규칙적으로 계속하고, '자신에게 맞는' 음식을 먹는 것이다. 넘쳐나는 정보에 이리저리 휘둘리지 말고 스스로 생각하고 찾아보는 것이 중요하다.

자기 몸의 소리만 제대로 들을 수 있으면 절대 병에 걸리지 않는다. 우리 몸은 좋은 방향으로 흘러가도록 만들어져 있기 때문이다. 이것을 지탱하고 있는 것이 면역 시스템이다. 하지만 몸에 부담을 주는 생활을 계속하면서 스트레스를 먹고 마시는 것으로 달래다 보면, 몸의 소리가 안 들리거나 들려도 무시하게 된다. 그 결과가 바로 병이다.

자신의 몸이 어떤 말을 하고 있는지 진지하게 귀 기울이기를 바란다. 이 책에서 어려운 이론까지 설명한 것도 우리 몸의 소리가 얼마나 중요한지, 그것이 무엇을 의미하는지를 이해하는 것이 중요하기 때문이다. 지금 병을 앓고 있는 사람은 몸의 소리에 귀 기울여 하루라도 빨리 건강을 되찾기 바라며, 건강한 사람은 더욱 건강 증진에 힘쓰기 바란다.

부록

면역력을 높이기 위한
13가지 생활습관

1. 과로를 경계한다

오전에 일의 능률을 높여 되도록 정시에 퇴근하자. 장시간 근무해야 할 때도 수면시간만큼은 제대로 확보한다.

2. 과식하지 않는다

항상 조금 모자란 듯이 먹는다. 술도 즐기는 정도라면 매일 마셔도 좋지만 숙취를 느낄 만큼 과음하는 것은 금물이다. 50세를 넘어서면 현미채식을 하는 것이 좋다.

3. 컴퓨터로 일할 때는 한두 시간마다 휴식한다

4. 밤늦게까지 컴퓨터 앞에 앉아 있지 않는다

밤늦게까지 깨어 있으면 자율신경이 제대로 조절되지 못해 면역력이 떨어지므로, 되도록 제시간에 자고 아침에 일찍 일어난다.

5. 스트레스는 쌓아두지 말고 그때그때 풀어버린다

살다 보면 여러 가지 문제나 고민이 생기게 마련이지만, 스트레스를 마냥 쌓아두면 병에 걸린다. 취미활동이나 운동 등으로 그때그때 풀어주자.

6. 지나치게 화를 내거나 감정을 억누르지 말고 마음을 여유롭게 가지고 인생을 즐긴다

7. 얼굴색, 피부색, 위장 상태, 쉽게 피로를 느끼는지, 감기에 잘 걸리는지 등으로 자신의 건강 상태를 항상 체크한다

8. 몸을 움직이는 습관을 들인다

산책이나 체조 등 자신에게 맞는 운동을 매일 규칙적으로 한다. 특히 60대 중반이 지나면 운동 부족으로 인한 혈류 장애로 치매에 걸릴 수 있으므로, 운동하는 습관을 들이고 목욕으로 몸을 늘 따뜻하게 해주며 호기심을 왕성하게 유지하도록 한다.

9. 약은 최대한 피한다

감기에 걸렸을 때는 약에 의존하지 말고 일단 푹 쉬는 것이 좋다. 약은 증상을 완화해주는 만큼 몸에 부담을 주는 것이므로, 계속 사용하면 오히려 병이 오래 간다. 만성병 환자나 고령자가 복용해도 괜찮은 약은 하나도 없다고 생각하는 것이 좋다. 항암제 치료는 몸뿐만 아니라 마음까지 상하게 하므로 최대한 삼간다. 어떤 약보다도 규칙적인 생활, 균형 잡힌 식사, 몸을 움직이는 것이 건강에 가장 좋다.

10. 항상 감사하는 마음을 가지며 웃음을 잃지 않는다

마음을 어떻게 먹느냐에 따라 면역력이 높아지기도 하고 떨어지기도 한다. '더 이상 안 돼', '나이가 들었으니 어쩔 수 없어'와 같은 부정적인 생각을 버린다. 반드시 나을 수 있고 건강하게 오래오래 살 것이라는 긍정적인 마음을 가진다.

11. 아무리 좋은 것도 적당하게 섭취한다

인간이 살아가는 데 없어서는 안 되는 산소나 물, 음식 등도 지나치게 섭취하면 오히려 몸에 해가 된다. 뭐든지 적당하게, 부족하지도 넘치지도 않게 섭취하는 것이 중요하다.

12. 건강하게 노후를 보내고 싶다면 70세까지는 일을 계속한다

꼭 직업을 가지고 일하라는 말이 아니다. 자원봉사라도 좋다. 사회에 참여함으로써 몸을 움직일 수 있고 삶의 보람을 느낄 수 있다.

13. 편안하게 죽음을 맞이하려면 과잉 치료는 하지 않는다

더 이상 혼자 힘으로 먹지도 못하고 걷지도 못한다면, '이젠 죽어도 좋다'는 몸의 신호로 받아들이자. 주사로 억지로 영양을 주입하지 말고 자신의 생명력에 모든 것을 맡기면, 고통 없이 편안하게 죽음을 맞이할 수 있다.